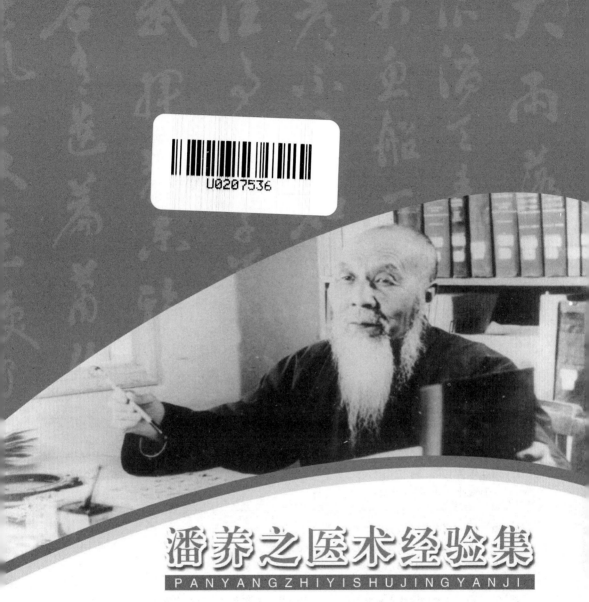

潘养之医术经验集

PANYANGZHIYISHUJINGYANJI

潘星宇　王小宁　编著

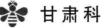甘肃科学技术出版社

图书在版编目（CIP）数据

潘养之医术经验集 / 潘星宇，王小宁编著. -- 兰州
：甘肃科学技术出版社，2013.5（2023.9重印）
ISBN 978-7-5424-1812-8

Ⅰ．①潘… Ⅱ．①潘…②王… Ⅲ．①中医学 - 临床
医学 - 经验 - 中国 - 现代 Ⅳ．①R249.7

中国版本图书馆CIP数据核字（2013）第092734号

潘养之医术经验集

潘星宇　　王小宁　编著

责任编辑　陈　槟
封面设计　刘小梅

出　版　甘肃科学技术出版社
社　址　兰州市城关区曹家巷1号　730030
电　话　0931-2131575（编辑部）　0931-8773237（发行部）

发　行　甘肃科学技术出版社　　印　刷　三河市铭诚印务有限公司
开　本　710毫米×1020毫米　1/16　印　张　9　插　页　5　字　数　140千
版　次　2013年7月第1版
印　次　2023年9月第2次印刷
印　数　1001~2050
书　号　ISBN 978-7-5424-1812-8　　　定　价　78.00元

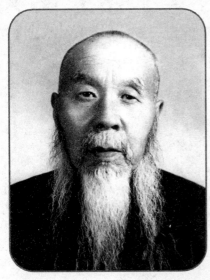

◀潘养之(1903~1986)遗像。

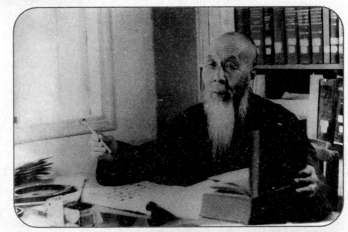

▶潘养之先生在
伏案练习书法。

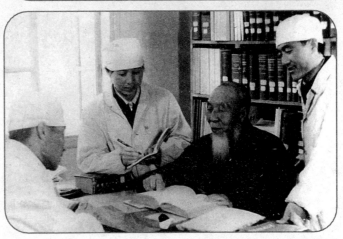

▶潘养之在指导
下级医师学习。

▲潘养之先生草属书法作品。

▲潘养之先生书法作品。

◀潘养之先生草属书法作品。

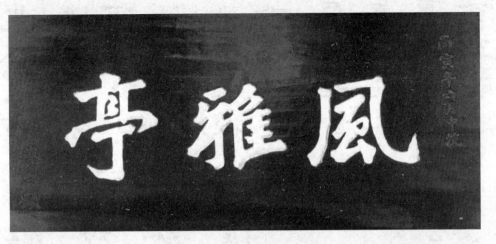

▲潘养之先生为临洮县岳麓山公园题匾。

▶潘养之先生于 1980
年与我省 14 位名老中医
合编一书。

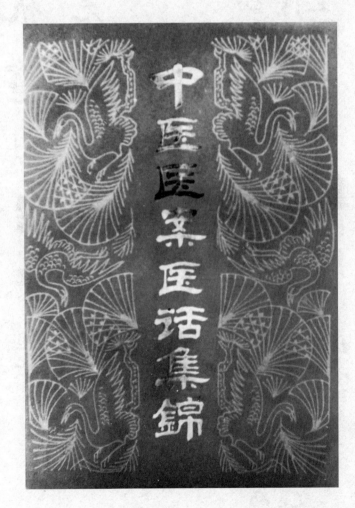

惠政之流甚於置郵百姓繦負反者如雲

散治廬屋市肆列陳風雨時節藏獲豐年

震夫織婦百工戴恩

▲潘养之先生隶属书法作品。

故人西辞黄鹤楼煙花三月下扬州孤帆远影碧空尽惟见长江天际流

一九八二年王芸书

▲潘养之先生书法作品。

◀潘养之先生书法作品。

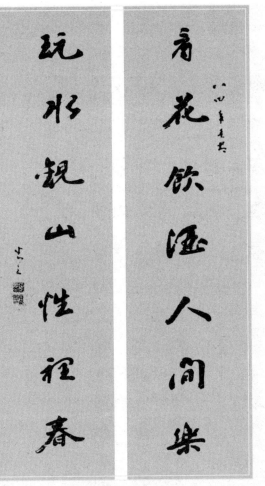

玩水观山性怡春

看花饮酒人间乐

▲潘养之先生书法作品。

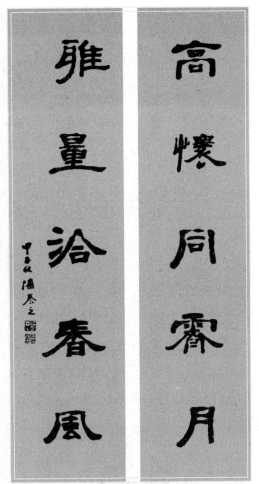

高怀同霁月

雅量洽春风

▲潘养之先生隶属书法作品。

▼潘养之先生书法作品。

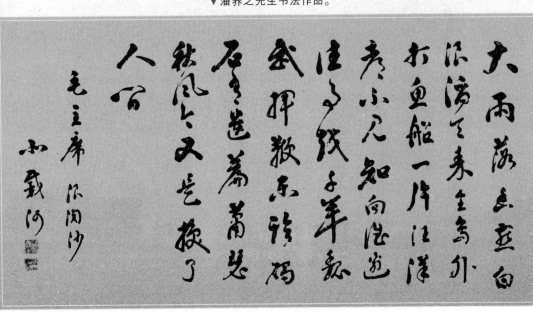

▲潘养之先生书法作品。

治療瘰方
牛黃三分　膽酥三分　班毛七個　巴豆七粒　蜘蛛…
大棗二個　百草霜少許　以上共為泥,用細…
少澂有汗為止。
瘋狗咬方
草蘭根四兩　黃酒三碗(約一斤)　先將草蘭根用水洗淨,加入黃酒三…
煎成一碗去渣。食前服。其毒自小便化血而出
喘息方
麻黃去節　杏仁…　生甘草　生石膏…　洗寶子…　上藥以水煎好,於臨
發時服之。可以連服數日,無流弊。

為丸。一日分三次。未湯飲下。白帶之原因很多,均屬子宮陰
道不泌過甚。本方有收歛消炎之功。無流弊而可用,即對於淋
濁性,亦不禁忌。
胃脘痛方
金香附三兩　當歸三兩　紫胡醋炒…　延胡索…　五靈脂…　白芍三分　州參…
淮牛膝…　台烏藥…　十大功勞葉…　伽南香研細沖一分五厘。以水煎
濃。一日分三次服完。上方凡農夫由勞而摸病者用之極效。
止嗽歌
桔梗…　荊芥…　紫苑…　百部…　白前…　甘草三小…　陳皮…　以上藥為末
每用三錢開水下。感冒嗽者用之特效他嗽忌用。

▲潘养之先生青年时期记录的单方验方(1930年)。

荣 誉 证

潘养之 同志，从事中医药工作三十年以上，为发展中医药事业，保障人民身体健康作出了贡献，特发此证，以资鼓励。

◀潘养之先生于1982年获得"甘肃省老中医"人员称号。

▲潘养之先生青年时期的学习笔记（1928年）。

前　言

潘养之（1903—1987）字浩，甘肃临洮人，陇上名老中医。曾供职于临洮县人民医院。秉承洮河文明，酷爱中华经典，年及弱冠，即入杏林，叩问《灵枢》，窥略《内经》，"四大经典"多所垂询，名家名方，多方揣摩。后入金城，师从兰州名医叶熏南，沿袭临证，拷问汤方，药性医理，颇受教益。从医五十余载，精研病理，对症用方，临床丰富，造诣日深，尤擅内科杂病、妇科及肝胃气痛病等。晚年精研张锡纯所著《医学衷中参西录》，借鉴名家，颇有心得，施诸病例，疗效卓著，声誉广传。后与陇上名医，一十五位，合编《中医医案医话集锦》一书，于1981年出版发行，其中录有先生30个病种的医案，45例病案。

潘公一生勤勉，治学严谨，主张博学笃行，临证诊病，详察病情，究其要害，制方严谨，用药精当。药味平淡而有出奇制胜之妙，于诸多疑难杂症颇多建树。潘公好学，从不闭门自守，自恃门户之见，师古而有创新，融各家学说于一炉。及至先生晚年，德高望重，工作繁忙，求诊者众多，依然审慎为之，不论患者地位高低，亲疏远近，皆一视同仁，认真诊治。先生虽主研伤寒，然对温病亦颇有建树，遗著之中，点点斑斑，可以看到。在剖析伤寒之时，诸流派之长皆收纳其中。先生研讨学术，重实重效，论之以理，求之以实，从不牵强。医书一家，先生不但医术高明，而且书艺精湛，其书法作品收藏者甚多，在省内享有一定的声誉。

　　笔者系先生嫡孙，有幸于 1979 年跟随祖父学医，师承四年，从小耳濡目染，深得真传。为弘扬祖国医学，挖掘和整理名老中医的宝贵经验，笔者将祖父的临床经验和遗稿加以整理付梓，供同仁参考。惜乎年少时不懂整理，致使经验忆记颇多而案头资料有限，仅能将手头资料反复推敲，斟酌修改，使其更适祖父经旨以示后学，这也符合祖父"博中求约之治学，力求纵横驰骋杏林"之遗愿。虽经最大努力整理，但仍未能完全体现祖父医术思想，仅此刊行，万望方家不吝赐教。

潘星宇

2012.12.20

目　　录

上篇　学术思想

中篇 临证医案

下篇 门人后裔学术发挥

上篇 学术思想

血证论治

关于血液的产生，主要是由于饮食变化而来，《灵枢·决气篇》："帝曰，何谓血？岐伯曰，中焦受气取汁，变化而赤，是谓血。"《平治荟萃》谓："血者，水谷之精也"又谓，"生化于脾"常以饮食日滋，故能阳生阴长，取汁变化而为血，主于心，统于脾，而藏于肝，在气的统帅下"循经而行"，外养四肢百骸，内注五脏六腑，周流不息，奉养全身，正如《难经》中所说："气主煦之，血之濡之。"血的运行依赖气的推动，气的温煦又借血的濡润，无气栓之血，就不能发挥其濡养周身之功。诸如皮肤的密固，肌肉温润，水谷的腐熟消化，脏腑生理功能的维持，都依赖于气的温煦和鼓动。但是，无血濡润之气，便为"燥气"或"浮气"，非但不能温煦周身，推动各脏腑的生理功能，反而能够损害机体，成与"病气"。气与血相互依赖，相互为用，气属阳，血属阴，阴平阳秘，气血和调，精神乃治。所以气血是整体机能活动的能源，而气血的生成、布化和功能协调，又要借助五脏的生理功能来供应和维持。正如张景岳所说："盖其源源而来，生化于脾，总统于心，藏受于肝，宣布于肺，施泄于肾，灌溉一身，无所不及。故凡为七窍之灵，为四肢之用，为筋骨之和柔，为肌肉之丰盛，以至滋脏腑，安魂魄，润颜色，充管卫，津液得以通行，二阴得以调畅，凡形质所在，无非血之用也。"又如唐容川说："血生于心火而下藏于肝，气生于肾水而上注于肺，其间运行上下者，脾也。"《平治荟萃》谓："血液的生理功能，脏得之而能液，腑得之而能气，是以出入升降，濡润宣通者，由此使然也……故曰血者神气也。持之者生，失之者亡。"

对于血症发生原因的一般认识，大致可以分为下列几个方面：

1. 外伤。《灵枢·百病始生篇》："阳络伤则血外溢，血外溢则衄血；阴络伤则血溢，血内溢则后血。"《平治荟萃》谓："堕恐跌仆，则瘀恶内凝。"《医学入门》谓："坠闪五脏，有瘀血聚膈间，从胃脘出者，则为吐血，从鼻出者则衄。"《医贯》谓："跌扑闪朒，伤重内瘀。"故外伤可为出血原因之一，不论外伤性质及部位如何，只要伤及血管（阳络或阴络）都可引起出血。（外溢或内溢）

2. 外邪感染。《伤寒论》："太阳病，脉浮紧，无汗发热……其人发烦目瞑，则必发衄。"《医学入门》谓："下血自外感得者曰肠风。"

3. 饮食因素。《证治要诀》谓："伤胃致衄名酒食衄。"《医学入门》谓："阳盛多因饮食辛热，伤于肺胃，呕吐出血。"

4. 劳动因素。《证治要诀》谓："有因劳力太过，吐血不止。"

关于血症的发病机理，中医文献中论述颇多，归纳之"血不循经"四字可以尽之。

症候类型：分为阳证与阴证两大类。

1. 鼻血。又名鼻衄

鼻血的发生，有外因也有内因之分。由于外因所致鼻腔出血，多属阳证、热症。张仲景谓："阳盛则欲衄。"刘完素谓："衄者，阳热怫郁。"由于内因所致鼻腔出血，多属阴证、虚症。

2. 齿血。张景岳谓："血从齿缝牙龈中出血者，此肾虚不固，虚火偶动而然。"

"血不循经"的发生，在人体病理生理变化方面，主要由于下列两因：

1. 因热。《中藏经》谓："大肠热极则便血。"《证治要诀》谓："热因于肺则嗽血。"《济生方》谓："夫血之妄行，未有不因热之所发，盖血得热则淖溢，血气俱热，血随气上，乃现吐衄也。"刘完素谓："热甚则血有余而妄行，热在上则为吐血、咯血、衄血……热在下则为便血溺血。"

2. 因寒。《医学入门》谓："劳伤气虚挟寒，阴阳不相为守，血亦错行，所谓阳虚阴必走。"《医贯》谓："经中之水与血，一得寒气，皆凝滞而不行，咳嗽带痰而出。"张景岳谓："或中气虚寒，则不能收摄而注溜于下，或阴盛格阳，则火不归原而泛溢于上。"寒的含义之一，是指人体生理调节代偿功能低下或不全之意，与气虚阴盛等同义。中医认为在生理调节代偿功能失调的情况下，如果表现在循环方面的障碍，所谓"血得寒而凝，不归经络而妄行，妄行于上，则可现为吐血、衄血、咯血……妄行于下，则可表现为便血、溺血、妇人血崩……"

归纳上述，可知血症的发病机理，主要是由于血不循经。

吐血。由胃中吐出血液为吐血。秦景明谓："胃中呕出血，曰吐血。……吐血，"曰明胃家症"，吐血的发生，或由于胃本身病变。"《千金方》谓："因伤裂胃，口吐血。"或由于肺出血吞咽入胃，再经胃吐出，《千金方》谓："血从心肺间出，还流入胃中……血凝停胃中，因即满闷便吐。"或由于本身病变，因于热者，如《千金方》谓："蓄热吐血者，热蓄血中，因而妄行。"因于寒者，如《千金方》谓："气虚挟寒，阴阳不相为守，荣气虚散，血亦错行而致吐血。"

便血。便血即大便出血，《金匮》将便血分为近血与远血两类，谓："下血先便后血，其远血也……下血先血后便，此近血也。"后世各家又将便血分为肠风与脏毒两类。《证治要诀》谓："血清而色鲜者为肠风，浊而黯者为脏毒。或在粪前或在粪后。"张景岳谓："便血之与肠澼，本非同类，盖便血者，大便多实而血自下也。肠澼者，当泻痢而见脓血，即痢疾也。"便血与肠澼并非一类，其间以鉴别大便的形状来做区分。大便成形下血者属于便血，泄泻、脓血便、里急后重者则属痢疾，即为肠澼也。

溺血。溺血即尿血，溺血的发生，或由于热，《素问》谓："胞移热于膀胱，则癃闭溺血。"《医学入门》谓："溺血乃心移热于小肠。"或由于虚，张景岳谓："溺血……心气不定，精神外驰，以致水火相残，精血失守……脾肺气虚下陷，不能摄血而下，肾阴不足，精血不固……多因房劳以致阴虚火动，营血妄行。"由于热者，其病变部位，主要在膀胱或尿道，其症状每多伴有尿道刺痛，尿闭尿少。张景岳谓："溺孔之血，其来近者，出自膀胱，其证溺时必孔道涩痛，小便赤红不利。"由于虚者，其病变部位主要在心肾，其症状主要为血随尿出，腹隐痛。张景岳谓："溺孔之血，其来远者，其症则溺孔不痛而血随溺出，或痛隐于脐腹。"以上的出血《医学入门》云：分经言之，呕吐，胃也；咳、唾、衄，肺也；痰带血，脾也；咯血，系肾也；溺血，小肠膀胱也；下血，大肠也；牙宣，胃与肾虚炎也，大致如此。妇人血崩亦为血症中的主要症候。

治疗。血症的治疗如同其他疾患一样，以调节患者的病理生理变化为主。张景岳谓："凡治血证，须知其要，而血动之由，惟火惟耳。故察火者但察有火或无火，察气者但察其气虚气实。知此四者而得其所以，则治血之法无余义矣。"

清里 出血而伴有发热，不恶寒、汗出、烦渴、饮冷、脉洪数，苔黄燥或焦黑，为里热出血。如衄血、咯血、吐血、齿血等出血之由于里热所致者，治疗原则应以清降里热为主。清里热的方法甚多，临床上大致可以归纳为三大类：第一大类是甘寒清热的方法；第二大类是苦寒清热的办法；第三大类是利湿清热的办法。病在上中焦，甘寒清热的方剂一般常用的方剂如白虎汤、竹叶石膏汤、犀角地黄汤、玉女煎等；苦寒清热的方剂一般常用者如葛根芩连汤、地榆散、清脏汤、芍药汤等；利湿清热的方剂，一般常用的如五苓散、猪苓汤等。

温中 出血而伴有无热恶寒，汗出肢厥，脉微嗜睡，吐泻不止等症状与体征者为内寒出血。温中，即指振奋人体机能，急救里竭者的一种紧急处理的办法。人体在内寒情况之下，可以因血循障碍而发生各种情况的出血，如："血得冷而凝，不归经络而妄行。"按照治则寒者温之，对于内寒的各种出血患者，均以温中为主要治疗方法。陈修园原文谓："引导法，草姜调；温摄法，理中超。"原注亦谓："血得暖则循行经络。"温中止血之方剂甚多，临床常用者，有甘草干姜汤、理中汤、《金匮要略》柏叶汤：侧柏叶，干姜，艾叶。《伤寒论》理中汤：人参，白术，干姜，甘草。

补虚 病势缓起，无急性衰竭症状之长期慢性出血患者，均列入虚症范畴，以补虚为主要治疗方法，不论阳虚、阴虚均可发生出血疾患，因而在补虚之中，又分补阳与补阴两类方法。不过慢性长期出血患者，一般以阴虚者为居多，因而补虚之中，每每又多以补阴为主，即或患者阳虚症状显著，必须补阳，但亦多须在补阳之中合并补阴。阴虚、阳虚五脏均可发生，因此在补阴、补阳总的原则之下，临床上还须按五脏之不同而进补，慢性长期失血患者的补阴，一般多着重在肺脾肾三脏。长期咯血、鼻衄者，以补肺为主；吐血、便血者，以补脾为主；溺血、咯血者以补肾为主。补肺常用方剂有：

《金匮要略》麦门冬汤：麦冬，法半夏，人参，甘草，粳米，大枣。

《伤寒论》炙甘草汤：炙甘草，生姜，人参，生地，桂枝，阿胶，麦冬，麻仁大枣。

《慎斋遗书》百合固金汤：百合，生地，熟地，玄参，贝母，桔梗，甘草，麦冬，白芍，当归。

《小儿药证直诀》补肺阿胶汤：阿胶，牛蒡子，甘草，马兜铃，杏仁，糯米。

《医学心语》月华丸：猪肝，熟地，麦冬，生地，茯苓，山药，沙参，阿胶，百部，贝母，菊花，三七，桑叶。

《证治准绳》蛤蚧汤：蛤蚧，知母，鹿角胶，枇杷叶，葛根，人参，甘草，杏仁。

补脾常用方剂有：

归脾汤：黄芪，当归，人参，白术，甘草，茯神，远志，酸枣仁，木香，龙眼肉，生姜，大枣。

《脾胃论》补中益气汤：炙黄芪，人参，白术，当归，炙草，陈皮，升麻，柴胡，生姜，甘草，大枣。

《时方歌括》香砂六君子汤：广木香，砂仁，党参，白术，甘草，法半夏，陈皮，茯苓。

《金匮要略》黄土汤：甘草，生地，白术，附子，阿胶，黄芩，灶中黄土。

补肾常用方剂有：

《疡医大全》加味地黄汤：熟地，山药，山萸肉，丹皮，泽泻，人参，黄氏，麦冬，茯苓。

《景岳全书》右归饮：附子，山萸肉，熟地黄，山药，枸杞，杜仲，甘草，肉桂。

《景岳全书》左归饮：山萸肉，熟地，山药，杜仲，甘草，麦冬，龟板，枸杞。

金匮肾气丸：附子，肉桂，熟地，山萸肉，山药，丹皮，泽泻，茯苓。

行瘀 体内出血，凝积体内未能排出者，即称为瘀血，瘀血不排出，出血不能制止，朱丹溪谓："吐血觉胸中气塞，上吐紫血者，桃仁承气汤下之。"《医学入门》谓："若有瘀血凝滞，当先祛瘀血而后调气，则血立止。"因此，行瘀亦为治疗血症的一种常用法，行瘀方剂甚多，常用于止血者有：

《伤寒论》桂枝茯苓丸：桂枝，茯苓，桃仁，芍药，丹皮。

《伤寒论》桃仁承气汤：桃仁，桂枝，大黄，芒硝，甘草。

《金匮要略》大黄蛰虫丸：大黄，黄芩，甘草，杏仁，桃仁，芍药，干漆，地黄，虻虫，蛴虫，水蛭。

《医学八门》当归须散：当归须，红花，桃仁，芍药，甘草，香附，苏木，官桂，乌药。

《医宗金鉴》大成汤：苏木，当归，红花，木通，甘草，厚朴，芒硝，大黄。

止血。即在血症出血患者、出血不止时，紧急处理的一种急救办法。唐容川谓："阳明之气下行为顺，今乃逆吐失其下行之令。急调其胃，使气顺吐止，则血不致奔脱矣。此时血之原委，不暇究治，惟以止血为第一要法。"止血的方法，如出血部位暴露者，可以在出血处用药物或压迫方法止血。如：用花蕊石少许研细敷出血处以止其血，内脏出血之止血，一般仍以内服药物为主。止血常用之方有十灰散、七厘散、花蕊、三七粉等。

《十药神书》十灰散：大蓟，小蓟，侧柏，荷叶，茜草，栀子，棕皮，丹皮，大黄，茅根。

《良方集腋》七厘散：血竭，乳香，没药，红花，儿茶，朱砂，麝香，冰片。

张景岳谓："吐血不能止者，惟饮童便最效，或捣侧柏叶用童便二分，酒一分和而温饮之，方能止血。"

治咯血兼治吐血，花蕊石存性9克，三七6克，血余炭存性3克。共研细分两次开水送服。

三七与花蕊石同为止血之圣药，又为化瘀之圣药，且化瘀血而不伤新血以治吐衄，愈后必无他患，此由经验中得来，故敢确信言之。

补络补管汤：治咯血、吐血久不愈者。

生龙骨捣细30克，生牡蛎捣细30克，萸肉去核30克，三七研细6克，药汁送服。

将上药服后血犹不止者。可加赭石细末15克，服后吐血即止，又一患者举重因力小任重，以致血瘀膈上，常觉短气，多服补药或凉药强止其血亦有此病，宜服化瘀止血丹。

三七6克研细，鸭蛋子去皮40粒，连服两剂痊愈。

按：此医多谓三七为强止吐衄之药，不可轻用，非也。三七与花蕊石同为止血圣药，又同为化血之圣药，且又能化瘀血而不伤新血，用以治吐血、衄血、愈后必无它患，此确以屡次经验中得来，故敢确信言之，即单用三七 4.5 克或至一两，以治吐血、衄血，及大小便下血皆效，并治妇女经闭症瘕，其化瘀血之力不如花蕊配三七，而其补血之功则过之；作血余炭之法，用壮年剃头短鬓，洗净剪碎，置锅内炒至融化、晾干、碾细过箩服之。

用药凡例

人病无常，用药不一。增损合宜，全在活泼。诸风兮防风、姜、沥；诸湿兮苍白二术。中寒厥冷，附子、天雄；中湿躁烦，黄连、香薷。头痛而芎、蔓、细辛。太阳麻黄，阳明白芷，少阳柴胡，太阳苍术，少阳细辛，厥阴吴萸。痰厥疼而半夏，血虚疼而当归，气虚人参、黄芪。冒风麻黄、葱白，顶痛藁本，脑痛细辛，若遍身节痛而羌活，风湿亦加。水肿胀极而甘遂，虚人忌用。心痛良姜、五灵、下痛吴萸，心痞枳壳、枳实。去闷黄连，腹痛芍药。恶寒佐以官桂，恶热佐以黄芩。骨蒸柴胡。有汗增以地骨；无汗增以牡丹。栝实橘红，消胸中之疼痞。柴胡、牡蛎理胁下之疼坚。腰疼杜仲、膝痛牛膝。喉嗌疼而黄芩、桔贝。胃疼草蔻。茎疼甘梢。脐下痛而肉桂、地黄。气滞木香，血虚当归。腹中窄而苍术，腹中急而炒甘。足膝萎软黄柏、防己。肩背酸疼防风、羌活。腹痛厚扑。呃逆柿霜。气不用精，木香、砂仁；风痰上壅，竹沥、姜汁。活血当归，补血川芎，调血元胡，崩血五灵，死血苏木，吃血虻蛭，破血桃仁、归尾，止血炒蒲、归首。补气人参、顺气乌药，调气木香，降气沉香，清气芸香，导气槟榔，破滞气以青、壳，提元气以升麻。虚热黄芪，蒸热地骨。上焦热而黄芩，中焦热而黄连，下焦热而黄柏，嗌干干葛，烦渴天花。牛黄能取心火，朱砂善安心志。热痰栝实，湿痰苍术半夏，风痰南星，老痰枳实、礞石。脾胃受湿白术，下部湿肿防己。肉积草果，食积曲芽，口甜石膏，口苦柴、连。五味子肺虚咳嗽，风寒嗽而麻黄、杏仁、肺萎嗽而麦冬、黄芩。有声无痰，生姜、防、杏；有声有痰，壳、夏、防风。上气喘息，肺气有余，杏仁、苏子；气促气短，元气不足，参、味、麦冬。吞酸萸炒黄连，吐酸土炒黄连。冷涩丁香、藿香，干呕竹茹、姜汁。水肿胀极，葶苈桑皮；诸虚泄泻，术、苓、芍药。伤食作泻者草果，伤食热泻者黄连。诸痢芍药、当归，血痢黄连，犀角。上部见血分防风，中部见血分黄连，下部见血分地榆。大便热结，芒硝、大黄。血秘者麻仁、桃仁；气虚者大黄、枳壳。小便不通，木通、滑石。淋闭者猪苓、泽泻；频数者益智、桑蛸。滑泄不已脏寒也，柯子、肉寇。若不已而升麻、羌活。小便失精气虚也，人参、黄芪，若肾虚而地黄、牡蛎。惊悸恍惚，茯神、龙骨。心志不宁，菖蒲、远志。胸中燥热不眠而栀子；心胆虚怯不眠而枣仁；癫狂烦乱朱砂、黄连。自汗盗汗，黄芪、浮麦。眼暴发而连、归、防风；眼久昏而当归、地黄。翳膜，木贼、谷精；涕泪，川椒、甘菊。胎气上升者砂仁，胎动不安者芩、术。股肿大黄、牡蛎。结核牡蛎、芽、茶，痈肿喘促兮栝实，痈疽已溃，参、芪。花粉消诸肿毒。上焦寒者人参，中焦寒者干姜，下焦寒者肉桂。降虚火炒栀，退虚热地骨。水泻车前，寒泻干姜。肺气不足，二冬、五味；肾气不足，远志、地黄；肝气不足，川芎、天麻；心气不足，参、茯、菖蒲；脾气不足，白术、白芍；胆气不足，细辛、枣仁。神昏者，朱砂、茯神；健忘者，茯神、远志。多梦纷纭兮龙骨，惊悸不安兮龙齿。噎症防虫兮青黛，小儿伤食兮山楂。疸病茵陈。下痢去不快而气实者大黄。表虚恶风寒而自汗者桂枝。杀虫槟榔、苦楝。定喘阿胶、枣仁。

杂病用药法

表汗用麻黄，无葱白不发。吐痰用瓜蒂，无豆豉不涌；去湿热用大黄，无枳实不通。温经用附子，无干姜不热。竹沥无姜汁不能行经络。蜜导无皂角不能通秘结。非半夏、姜汁不能止呕吐，非人参、竹叶不能止虚烦，非柴胡、黄芩不能和解表里，非五苓不能通利小便，非花粉、干葛不能消渴解肌，非人参、麦冬五味不能生脉补元；非犀角、地黄不能止上焦之吐衄，非桃仁承气不能破下焦瘀血，非白芍、桂枝不能实表间虚汗；非茯苓、白术不能去湿助脾，非茵陈不能去疸，非承气不能制狂，非枳桔不能除痞满，非陷胸不能开结胸，非羌活不能治感冒，非人参败毒不能治春温，非四逆不能治厥阴，非人参、白虎不能化斑，非理中乌梅不能治蚘。非麻黄、桂枝不能治冬月之恶寒，非姜附汤不能止阴寒之泻痢，非大柴胡不能去湿热之妄言。太阴脾土性恶寒湿，非干姜、白术不能燥湿。少阴肾经，性恶寒燥，非附子不能温润，此皆寻常用药之大法。

伤寒用药凡例

麻黄得桂枝则能发汗,白芍得桂枝则能止汗。黄芪得白术止虚汗,防风得羌活则治诸风,苍术得羌活则止身痛。柴胡得黄芩则治热,附子得干姜则治寒,羌活得川芎则止头疼,川芎得天麻则止头眩,干葛得花粉则止渴,香薷得扁豆则消暑,黄芩得连翘则消毒,桑叶得苏子则止嗽,杏仁得五味子则定喘,干姜得半夏则止呕,半夏得姜汁则回痰,瓜蒌得贝母则开结痰,桔梗得升麻则升提气血,枳实得黄连则消心下痞,枳壳得桔梗则使胸中宽,知母、黄柏得山栀则降火,豆豉得山栀则治懊憹,辰砂得酸枣仁则安神,白术得黄芩则安胎,陈皮得白术则补脾,人参得五味、麦冬则生肾水,苍术得香附则开郁结之气,厚朴得腹皮则开鼓胀,草果得砂仁则消肉积,神曲得麦芽则消食,乌梅得干葛则消酒,砂仁得枳壳则宽中,木香得姜汁则散气,乌药得香附则顺气,乌药得甘草治腹痛因虚,吴萸得良姜治腹痛因寒,乳香得没药则定诸痛,芥子得青皮能治胁痛,黄芪得附子则补阳。知母黄柏得当归则活血,归尾得桃仁则破血,当归得生地则生血,藕汁磨京墨则止血,红花得当归则活血,大黄得芒硝则润下,皂角得麝香则开窍,柯子得肉寇则止泄,木香得槟榔能除后重。

对于虚损之治疗

虚与损均属不足,似乎无甚分别,上损下损之说,首见《难经》。刘完素谓:"虚损之疾,是内因问题,主要责之于虚",亦即认为患者的主要原因是由于患者适应性及抵抗力降低所致。自上而损者"一损肺"。肺部结核病变的进一步发展,可以影响循环系统而成肺性心脏病,此即"二损心",此时如患者消化功能尚好,则机体尚有可能代偿及调节,尚有恢复之望,反之如消化功能衰败,营养障碍,病变亦逐渐扩大,此即所谓:"三损胃。"下损:可能是指身体他部结核症状较显的患者,可能是骨结核,脊栓结核的初期或中期病变部位的疼痛,有时疼痛沿坐骨神经放散,安静时疼痛减弱,运动时加重,因而迫使患者不愿活动,这可能就是"损于肾"骨萎不能起于床,"脊柱结核进一步发展可以引起脊髓及其神经根能自收持。"至于"三损于脾""过于脾不可治"的说法,与上述"损于胃"之意相同，饮食不能消化，盖脾胃为中土，化生万物，脾胃一损，则饮食少而不能化精微，以营养各脏腑，则脏腑之气血俱竭，故为不治之症，是以仲景治虚劳症，用小建中汤、黄芪建中汤、炙甘草汤等，甘药以补脾胃，脾胃健，则自能生气、生血、生精神，无论何脏之损，皆可能注彼此，以营养不足，且培土可以生金，尤为肺损之要药 此即内经所谓阴阳形气俱不足者，调之以甘药之旨，且不至于损脾胃为不治之症，其用意之周密，用法之精微远过此矣。

二阳之病发心脾之说，见于《素问·阴阳别论》原文谓："二阳之病发心脾，有不得隐曲，女子不月；其传为风消，其传为息贲者，死不治。"王冰注此谓："二阳明大肠及胃之脉也，隐曲谓：'急蔽委曲之事也，夫肠胃发病'，心脾受之，心受之则不流，脾受之则味不化。"又谓："胃病深久，传入于脾，故为风热以消削，大肠病甚，传入于肺，为喘息而上，然肠胃脾肺，及于心，三脏二腑，互相克薄，故死不治。"这就是说，肠胃有病，可以影响全身营养功能而使患者消削，更可能进而影响肺功能发生衰竭而致不治。因此《素问》这段话原意应该是针对患者的营养障碍而言，归脾汤的药物人参、黄芪滋强壮药，龙眼肉、大枣、白术、生姜、为健胃助脾药，茯神、酸枣仁为安神药，龙眼肉、大枣、强壮补血安神。痨瘵患者，其病原虽不一定由于胃肠消化功能的病变，但在进行发展过程中由于全身中毒的影响，消化功能失调却属常见。而消化功能失调的结果，可以引起严重的营养障碍，因而又直接影响着痨瘵患者的预后问题。因此痨瘵患者在进行发展过程中，如有明显的营养障碍时，补虚是很主要的治法。

病案举例：

痨损虚寒引起胃脘疼，脉沉细，心气不足，心悸，治以加味黄芪建中汤。

患者：赵某，男，42 岁。1981 年 5 月 3 日就诊。

炙黄芪 15 克，白术 12 克，当归 6 克，杭白芍 6 克，云苓 6 克，炙甘草 4.5克，炒麦芽 15 克，炒枣仁 12 克，生姜 4 片，大枣 5 枚。煎服三剂。

5 月 7 日二诊：服药后疲乏情况稍好，但有时间有心律不齐，治以加味炙甘草汤。

炙甘草 9 克，党参 9 克，桂枝 6 克，麻仁 10 克，生地黄 10 克，麦冬 6 克，阿胶 6 克，大枣 10 克，生姜 6 片，生麦芽 12 克，水酒各半煎服。三剂。

5 月 12 日三诊，服上药后舒适，仍服上药。

按：本方以炙甘草汤，党参补益心气，故重用炙甘草、阿胶、地黄、麦冬、麻仁补心血，养心阴，以充养血脉；桂枝、生姜和酒辛温走散，可通心阳，根据劳损治法，当八十一难中最详细者，谓损其肺者，益其气，损其心者，调其营卫，损其脾者，调其饮食，损其肝者缓其中，损其肾者益其精，《内经》谓："劳者温之，损者益之。"又云："形不足者，补之以气，精不足者补之以味。"

心肾不交论

心主血而藏神，肾主志而藏精，以先天生成之体质论，则精生气，气生神，以后天运用之主宰论，则神役气，气役精，精气神，养生家谓之三宝，治之原不相离，故于滑泄梦遗重重精病，必本于神治，于怔忡警悸神病，必本于气治，益补精必安其神，安神必益其气，虚劳初起多由于心肾不交，或一念之烦，其火翕然而动，天旌摇摇精离深邃，浅者梦而遗，深之甚者，漏而不止，驯至恍惚健忘，神疲体倦，遂成皮瘘，难以步履，毕竟是少火衰微，另成阳虚一路不独是阴虚之证，即成心脾少血肝胆动焰，但未至伤肺络而蒸热，此时可用养心汤丸或归脾丸主之，石莲、肉桂，能交心肾于顷刻，龙眼肉、木香甘温辛热直达心脾，主补中而生血，此经文主明则下安之义，不妨以补火为治，故凡火未至于乘金，则补火正是生土之妙用，而何虑乎温热之不可以治耶。

病案举例：袁某，女，43 岁。

党参 10 克，生黄芪 12 克，白术 15 克，茯神 6 克，龙眼肉 6 克，石莲肉 6 克，远志 4.5 克，当归 6 克，木香 3 克，炙甘草 4.5 克，生姜四片，大枣 6 枚。三剂。

按：心肾不交，神疲体倦，食少，心悸，怔忡，唐容川说："血生于心火而下藏于肝，气生于肾水而上主于肺，其间运上下者脾也。"所以气血生成，布化与五脏的生理功能有关，方中用生芪、术、神、草以健脾益气；枣仁、远志、龙眼肉养心，安神；木香理气醒脾，综合本方的作用，虽属气血双补心脾同治，但主要在于治疗血虚。

骨 蒸

　　劳损发热，多由内伤七情而成，凡人饮食起居，一失其节，皆能成伤，伤久则营卫不和而发热，热变蒸，蒸类不一，凡骨、脉、皮肉、五脏、六腑，皆能作蒸，其原非因醉饱入房及忧思劳役，或病后饮食失调，即因大喜、大怒、大痛、严寒酷暑不能调摄，以致邪气入内而成疰，外邪深入，连着停住而不能去，疰而失治则内变蒸，蒸而失治，则刻吐痰血，而病日危矣，凡日晡潮热，胸膈间热，五心烦热，而惟蒸于骨髓中者为最甚，治法以清金润燥，养营，扶羸为主。

病案举例

　　史某，男，45岁，午后发热。

　　柴胡 1.5 克，当归身 7.5 克，生地 6 克，元参 6 克，杭白芍 7.5 克，地骨皮 9 克，麦冬 6 克，茯苓 6 克，粉丹皮 3 克，灯心草 3 克，水煎临卧服，二剂。

　　服药后觉蒸热稍减仍服上药二剂。

望舌色

　　舌者，心之窍，凡病俱现于舌，能辨其色，症自显然，舌尖主心，舌中主脾胃，舌边主肝胆，舌根主肾，假如津液如常，口不燥渴，虽或发热，尚居表证，若舌苔粗白渐厚而腻，是寒邪入胃挟浊阴而欲化火，此时已不辨滋味矣，宜用半夏、藿香；苔厚腻而转黄色，邪已化火，用半夏、黄芩；若热甚失治，则变黑，是胃火盛之家，用生石膏、半夏，或黑而燥裂，则去半夏，而纯用生石膏、半夏、知母、麦冬、花粉等以润之，至厚苔渐退，舌底红色，时为火灼水亏，用生地、沙参、麦冬、石斛以养之。此为表邪传里也；若现脾胃虚寒则舌白无苔而润，甚者连唇口面色俱痿白，此或泄泻，或受湿脾无火力，速宜党参、焦术、木香、茯苓、炙草、干姜、大枣以振之。虚甚欲脱者，如附子、肉桂。若脾热者，舌苔中黄而薄，宜黄芩；心热者舌尖必赤，甚者起芒刺，宜黄连、麦冬、竹叶；心肝热者，舌边赤，或芒刺，宜柴胡、栀子；舌苔厚而黄者，胃微热也，用石斛、知母、花粉、麦冬之类；若舌苔中厚则黑燥者，胃大热也，必用石膏、知母；如连牙龈口唇俱黑，则胃将蒸烂矣，非石膏三四两、生大黄一两、加粪金汁人中黄鲜生地汁、天冬、麦冬汁、银花露大剂之投不能救也，此唯时疫及伤寒症中多有之，再有舌黑而润泽者，此系肾虚，宜六味地黄汤；若满口红紫而无苔者，此名绛舌，亦属肾虚，宜生地、熟地、天冬、麦冬；更有病后绛舌，如镜发亮而光或舌底干而不饮冷，此肾水亏极，大剂六味地黄汤投之，以救甚津液，方不枯涸。

切 诊

一、切诊

切脉是祖国医学特有的诊断方法，它对了解病症的表里、寒热、虚实有重要意义，但是绝不能把切脉当成中医诊断的唯一方法，应当配合望、闻、问诊全面掌握病情资料，进行综合分析归纳，才能做出正确诊断。

切脉时首先定位，让病人手掌向上，医生用一手食指、中指，和无名指放在病人腕部桡侧，切取桡动脉。"寸口"之脉再分寸关尺三部，以中指对准桡骨茎突（高骨）定为关脉，关前（远端）为寸脉，关后（近端）为尺脉。一般认为病人左手之寸关尺，与心肝（胆）肾（膀胱）相应，右手之寸关尺与肺脾（胃）命门（肾）相应，切脉时应分别切取，浮、中、沉，即轻按脉管为浮取，稍重量切取为中，用力按于骨上为沉取，并切取脉来的气势，形态强弱以辨别病症的表里、寒热、虚实。

二、正常脉

正常人脉象不浮不沉均匀和缓，一次呼吸（一息）脉来四五次（约为每分钟 60~80）次，三至为迟，六至为数，迟则寒之象，数则热之标，一二寒愈盛，七八热更。

三、异常脉

又称"病脉"，有 24~28 种之多，现仅介绍个人临床常见者：

1. 以切脉之轻重为特点分，主要有浮、沉二脉

浮脉：脉浮于皮肤表面，轻按即能明显感到脉搏跳动，稍重觉脉搏减弱，此脉多主表证，浮脉有力为表实，无力为表虚；久病体虚，脉浮大无力则为虚阳外越。

沉脉：轻按能察觉，稍用力也不明显，重按才能感到脉搏跳动，此脉多主里证，有力为里实，无力为里虚。沉脉的产生，多由于气虚下陷清阳不升，鼓动力弱，或邪郁在里，气血瘀滞，故需重按始得。

2. 以脉搏频率为特点分，主要有迟、数、促、结、代、五脉。

迟脉：脉搏缓慢，一次呼吸脉搏只跳四次以下（每分钟不至 60 次）多主寒证，脉浮而迟为表寒；沉而迟为里寒。实热凝结肠胃，大便燥结者，则脉迟而有力。

数脉：脉搏快速，一次呼吸脉搏超过五次（每分钟 90 次以上）多主热证，脉数有力为实热；数而无力为虚热。数脉为阳气充盛，邪热内炽，阳气鼓动，血流加速的现象，数脉系阳气欲竭或阴不恋阳而呈代偿鼓动之象，但多细数无力。

促、结、代：三种脉象均表现为脉律不整，时有间歇，促脉是脉数而有不规则的间歇，主阳盛实热或气血瘀滞；结脉缓而有不规则的间歇，主阳盛寒凝；代脉是脉来歇止，间歇而有规律，主脏气衰微，结、促二脉均为阴阳失调，脉气阻滞，故脉律间歇而不规则，代脉则是因脏气衰微，心气大虚，脉气不能衔接所致。

3. 以脉搏力量为特点分，有虚、实、濡、弱、微、洪、细等七脉

虚脉：浮中沉取均无力，多主虚证（气血两虚），气虚则鼓动无力，血虚则气不得化或脉道空虚，故切取三部均属无力。

实脉：浮中沉取均有力，多主实证，实脉为邪盛而正气未衰，正邪交争之象，故脉道坚满充实有力。

濡脉：脉浮而细软，如棉在水，多主虚证、暑证、湿证。脉细软为气血不足之象，暑湿之邪压抑脉道也见此脉。

弱脉：脉沉细无力，多主久病气虚，气虚不升，脉动无力，故脉沉细无力。

微脉：脉极细极软，若有若无，主正气衰歇，气血虚极之危象，正气衰败，鼓动无能攻脉来极细而软。

洪脉：来势充盛，如洪流汹涌有力，多主热盛，病气分热盛，洪脉若脉来有力，为阴虚于内，而阳浮于外，应注意阴阳离决，多属阴阳离决，失血耗液而见洪脉，证属危重之象。

细脉：脉细如线，多主阴血不足。

4. 以搏动形态为特点分：弦、紧、滑、涩脉

弦脉：指下感觉如条索状，硬而有力，如按琴弦。弦为紧张之表现，如肝郁、肝阳、肝风、剧痛等皆属肝。

紧脉：脉来似条索状，紧张有力而不硬，多主寒证，脉浮而紧为表寒，沉而紧为里寒。

滑脉：脉搏充实流利，多主痰、湿、食滞、健康人，或孕妇也可见此脉。

涩脉：血流涩滞不畅，多主精亏血少，或气滞血瘀。

表里虚实寒热辨

凡人之病不外乎阴阳，而阴阳之分，总不离乎表、里、虚、实、寒、热，六字尽之，里为阴，表为阳，虚为阴，实为阳，寒为阴，热为阳，良医之救人不过能辨此阴阳而已。庸医之类人不过错认此阴阳而已，假如发热恶寒，鼻塞、咳嗽、头痛，脉浮、苔薄、口不渴，此病之在表者；如或潮热、恶热、口燥苔黄，腹痛便涩，脉沉，此病之在里者；假如气短体弱，多汗心悸，手按心腹，四肢畏冷，脉来无力，此病之本虚者也；若病中无汗，或狂躁不卧，腹胀拒按，脉实有力，此病之实者也；假如唇舌俱白，口不渴喜饮热汤，鼻流清涕，小便清，大便溏，手足冷，脉迟，此病之犯寒者也；若舌赤目红，口渴喜冷，烦躁，溺短便秘，或舌燥舌干，此病之患热者也。几此皆阴阳之分，至于邪盛正虚，阴虚火旺等，则又阴中之阳，阳中之阴其间毫差千里，命在反掌，辨之者安得而不慎。

表：治宜发散，如初感风寒，发热头痛，但用苏梗、荆芥、防风、川芎、甘草、生姜以散之。头痛者加羌活，以鼻塞或流清涕加辛夷、葱白、细辛。如咳嗽加桔梗、杏仁，前胡之类，咳痰加半夏、陈破、茯苓，一剂得汗而热邪退，不必再服。但遇风寒，忌油腻，未得汗则再剂而止。若寒热往来，欲作疟状，宜用柴胡、酒芩、赤芍、制半夏、甘草、大枣、生姜以和之。虚者加防、党此其症在表，切勿妄用枳壳、神曲、麦芽消导之药，引邪入内。

里：治宜归经，有虚实寒热，宜辨其病在何脏腑而治之。惟七情之里证最难治，但宽其心而药始效，否则无益，然症在于里，大忌发散，散之则汗脱，热者煸炽若用表可惧。

虚：治宜补，然有阴虚，有阳虚，血属者为阴虚，宜补其血，轻则用生地、首乌、归身、酒芍，炙别甲、稽豆皮、海参 北沙参之类，重者用熟地、枸杞、五味子、萸肉、菟丝子。气虚者为阳虚，宜补其气，轻者用党参、白术、山药、茯苓、甘草、大枣、生姜，重者用人参、黄芪以振之。气欲脱，则加附子、干姜以回阳。若气血兼虚，则阴阳并补，八珍汤、十全大补汤皆圣药。

实：治宜泻，心有邪火，肺有风寒，脾有食积虫瘕，湿热，肝有郁怒之气。胆胃胞络，膀胱大小肠各能受邪，皆为实症。

寒：治宜温，寒在表，则恶风寒，宜苏叶、藿梗、荆芥、防风、前胡、杏仁、生姜以散其邪，甚则桂枝、麻黄、细辛。寒在里，则喜热汤，宜半夏、藿香、焦术、厚朴、吴茱萸、焦谷芽、煨姜、砂仁之属以缓其中，甚则附子、肉桂、干姜。风寒症，唇舌必白，脉迟便利，腹或冷痛，一投寒凉，入口立脱。

热：治宜凉，然症有实火，有虚火；实火之症或因外感，或因内郁所致，宜分脏腑治之，火之微者黑山栀、石斛、地骨皮、青蒿、丹皮、连翘、冬花、银花、竹叶、灯心之类，甚者黄连、黄芩、石膏、知母。

内外伤感杂治

前言表里虚实寒热六字病已尽在其中矣，而里之中，又有内伤外感之治焉，内伤者，属里证，而有气血痰郁四字之分；外感者属表证，而有风寒暑湿燥火六字之别，再详其法医无全蕴矣。

内伤一曰气：气虚者四君子汤，若气实而滞者宜香苏散，平胃散；二曰血，血虚者四物汤，若血实而凝者，宜手拈散；三曰痰，痰轻者，二冻汤、六君子汤，若顽痰胶固，变生怪症，或停饮膈间，宜滚痰丸，小半夏加茯苓汤之类；四曰郁，凡喜怒忧思悲恐惊皆能致郁，郁小者越鞠丸、逍遥散，若五郁互结，腹胀肿满，二便不通，宜神佑丸，承气汤之类，此属内伤之治法。

虚劳六因新解

里虚有三本，肺、脾、肾是也，肺为五脏之天，脾为百骸之母，肾为一身之根，知斯三者，治虚之吐血而愈者，始终不可忘生金补肺，此阴虚之治所当统于肺。

虚证者有六因者，有先天之因，有后天之因，有痘疹及病后之因，有外感之因，有境遇之因，有医药之因，试详言之。

因先天者，受气之初，父母或已衰老，或色欲过度，或妊娠失调，此皆精血不旺，致令生子天弱。

因后天者，不外酒色，劳倦，七情，饮食所伤，或色欲伤肾而肾不强固，或劳神伤心而心神耗惫，或郁怒伤肝而肝失调和，或忧愁伤肺，而肺失清肃，或思虑伤脾，而脾失健运。

因痘疹及病后者，疹乃先天阴毒，故痘宜益气补中，则阳毒之发净，而终身少脾病。

因外感者，俗语云："伤寒不醒便成痨，在元气者余者，自能达邪使出，或素无郁火肺全不得猝伤，或肾精素厚，水高足以救母，不过小病而已，不至于成痨也。"

因境遇者，凡人七情不损，则五劳不成惟真正解脱，方能达观，此外鲜有不致病者，从来远客有异乡之悲，妇有陌头之怨，或富贵而骄侠滋老，或贫贱而窘迫难堪，此皆能乱人情志伤其气血。

因医药者，本非劳证，反以药误而成。或病者本非感冒，而重用发散，或稍有停滞，而妄用削伐，或应无里热，而概用苦寒或弱体邪侵，未经宣发因其倦怠，思其虚，而漫用固表滋里，遂致邪热固，永不得脱，凡此能使轻者变重，假者成真，可不慎哉。

理虚脉法分类

理虚之脉，其来缓者为虚，软微弱皆为虚。弦为中虚，细而微者气血皆虚。小者气血少，芤者血脱，沉小迟者气脱，细微而数者虚热，微缓而滑者虚痰，凡虚劳脉小弱者生，实大者死，涩滑者生，坚强者死，若见数痰无论两手双弦，但弦无胃者，其观证即未甚剧，亦不可轻许以治。理虚脉法分类有以下分类：

1. 劳嗽、吐血、咯血、呕血而煎厥者，脉得之濡涩为亡血，芤为失血，涩为血少。

2. 咳嗽出血，脉寸数而大，或滑而紧急，关中弦而涩，即煎厥。

3. 咳嗽痰中带血珠血丝，脉右寸滑而数，或濡而弱，亦煎厥之证。

4. 血虚痰火，脉左寸涩而弦数，右寸虚大而滑，或数而涩，尺中虚涩。

5. 血虚痰火，又有细而紧数之脉，细则血虚，数必咳嗽，紧则为寒，寒因血虚，容于肺经作热，故脉数而咳嗽。

6. 虚痰嗽，脉软细弱，气口微细而数，或滑大而虚。

7. 干咳嗽，脉左寸涩数，中大急数。

8. 骨蒸，脉数大，或滑，或促，或细，而急数。

9. 夜热，脉微弦虚数，或沉，或涩，软弱而细。

10. 心肾不交，脉两寸弦数，两尺涩，左寸脉迟为心虚，涩为失精，右寸微而滑，精气泄。

11. 梦泄遗精，尺寸脉细数，或迟而涩，此心肾不交，真元耗散，精已离位，青年见此，色欲伤也，又或扎动微紧，男子失精，女鬼交心。脉短小，梦遗精，尺数，相火炽而遗。

12. 肾痹，脉左寸虚弱而涩，尺沉细而数。

13. 漏精，脉右尺弱，如发细，天旌摇摇，寒精自出，房事不久，绝孕。

14. 伤屍痨，男子平人脉，涩为劳，滑大为劳极。

15. 气口脉弦而数者，脉痿也。

16. 六脉软弱，阴虚极也。

论证扼要

大凡右手脉盛于左手者，谓之阳盛阴虚，下之则愈，汗之则死，并忌利小便，一切破血伤阴之药；左手脉盛于右手者，谓之阴盛阳虚，汗之则愈，下之则死，并忌破气泻肺，一切消导攻伐之药，总之脉有力有神可胜攻，无力无神必须补，此乃治病之扼要妙法，亦即经所谓知其要者，一言而终之意。

一、风寒之论

风证，恶寒凛发然，头痛肢痠，身虽发热，则寒凛不除而畏风，寒证亦恶寒发然头痛，骨节皮肤均痛而凡寒俱畏。

风之脉象，必浮弦，用羌活、防风、荆芥、柴胡、川芎、炙甘草等，须与补气药同用，亦有不弦而浮缓多汗，宜用桂枝汤主之。

寒证脉必浮紧，左手为甚，重则麻黄汤，轻者羌活、防风、芎川、白芷、细辛。白芷、细辛、独活、附子，再加入甘草补气药之类，此乃阴盛阳虚之症，切勿可下。

二、外感内伤辨

太阳经痛，痛生耳角及额巅，左部脉浮弦者，宜用九味羌活汤（除生地黄芩），阳阴经痛，在耳前及额巅，右关脉浮弦且长者宜用升麻葛根汤加白芷半夏。

少阳经痛，痛在头角耳后，连至眉棱骨者宜用小柴胡汤。

少阴经痛，痛连脑后及头项脉，沉细且微或浮大而散，宜用附桂八味汤。

太阳痰厥头痛，见证头痛且眩，右半偏甚，脉弦滑者，宜半夏白术天麻汤。

左偏头痛，左脉浮弦者，风邪之证，宜用九味羌活汤除生地黄芩。左脉沉细且微者，肾虚之证，宜用六味地黄汤。

右偏头痛，右部脉弦滑且数者，阳明经之风火上升，宜用白虎汤加葛根白芷，右部脉沉细且微者，中气下陷，而清阳不升，宜用补中益气汤。

三、阴阳气血虚实辨提纲

（一）掌握阴阳气血虚实，是中医临床工作最基本的原则和要领之一

邪胜于正，正气不足，阳胜则热，扶正即祛邪；

正胜于邪，阴邪为患，阴胜则寒，祛邪即养正。

（二）明确"气与阳"、"血与阴"两者之间即有联系，又有根本的区别，它能具体指导临床实践

气：属阳无阴（水）则不能化气。是通过物质而产生的动力，其化生在脾，其导源在肾，共输送在肺。

血：属阴无阳（火）则不能化血，为有形之质，化生于水谷，其统在脾，其藏在肝，输送在心。

阳：是指水谷之精微所化生的热力，是气之根。脾为后天之阳；肾为先天之阳。

阴：是代表有形之质，是血之根。人身之阴有三，肺胃之阴津液，心脾之

阴血脉，肝肾之阴精髓。

(三) 阴阳气血皆有虚实

1. 气虚与阳虚关系之辨

气虚者，是阳中之阴不足矣，即为阳虚之轻者；

气虚而火衰者，阳中之阳不足，是为阳虚。

临证用四君子汤，应该用于气虚而阳不虚的病人，若有阳虚证，就不相宜。

2. 血虚与阴虚关系之辨

血虚者，阴中之阳不足矣，即为阴虚之轻者；

血虚而水竭者，是阴中之阴不足矣，即为阴虚。

临证用四物汤，应该用于血虚的而阴不虚的病人，若同时有阴虚之见证者，就不相宜，因四物中之芎、归是辛温之品而耗伤阴液。

3. 气滞血瘀之辨

气有余便是火，气不足便是寒，气实则胀，血实则肿，血有余便是水，血不足便是热，气虚则晕，血虚则眩。

(四) 辨证方法及用药原则

阳证：张目不寐，口臭气粗，声音响亮，身轻恶热。

阴证：目瞑嗜卧，声低息微，少气懒言，身重恶寒。

阳虚证：怯寒气短，面恍自汗 呕胀便溏，肢冷溲清，脉细而迟，苔白润，质淡红。

阴虚证：咽干烦热 骨蒸盗汗，衄血遗精 颧赤唇红 脉细而数，苔薄糙。

尸疰及传尸劳

夫劳极之候，血虚血少，艰于流布，畜之日久，周身血走之遂道，患痹而不行，于是气所过处，徒蒸瘀血为热，热久则蒸其所瘀之血，化而为蟲，遂成尸疰，此为瘵证，又因湿火蒸化或因死痰渗入清窍而成者，皆此类也，自此竭人之神气，而反以养蟲之气，人死则蟲亦死，其游魂之不死者，传亲近之一脉，附入血遂，似有如无，其后蟲日荣长，人日凋瘵，而命随以殒，故传尸劳又与尸疰不同，尸疰由本人之先病虚损而成，传尸则平素未当虚损而一传染间，即现劳怯之候，或发热骨蒸或咳嗽痰血，唇红而面青诸状。而其所亦分五脏，在脾则肠澼，在心则吐血，在肝与肺则咳嗽，治尸疰以清金养营为本，犯传尸者一见其骨蒸、痰血、唇红、面青，比常健矣，而人渐瘦不已者，必有蟲也，其蟲杀断祟，皆当用獭爪獭肝等药治之。

百部清金汤：治尸疰。

百部，地骨皮，大麦冬，云茯神，人参，桔梗，粉丹皮，炙甘草。

獭爪丸：治传尸劳。

獭爪（醋炙为主），獭肝（阴干），生地黄，龟板，大麦冬，沙参，银柴胡，地骨皮，百部，桔梗，炙甘草，粉丹皮。

共为末、或丸，或胶，每以五分或七分投入煎剂，融化其中，潜令服之，勿使病者知之。

中药的性能

药物的性能主要有四气、五味、升降浮沉及归经等。

一、四气：四气又称四性，就是寒热温凉四种药性，疾病有热证和寒证之分，一般来说能够治疗热证的药物大多属于寒性或凉性药，如寒性的黄连、黄柏可以清热解毒，能够治疗寒证的药物，大多数于温性或热性药，如热性的附子、干姜能温中散寒，对寒热夹杂的病证，则寒热并用，温与热、凉与寒、只有程度上的差异，温次于热，凉次于寒，寒凉药多具有清热泻火解毒等作用，常用于阳证、热证；温热药多具有温阳救逆散寒等作用，常用于阴证寒证。

此外还有平性药，是指药性比较平和的药物，因其中有偏寒或偏温之不同，所以基本属于四气之内。

二、五味 ：五味就是药物的酸、苦、甘、辛、咸五味，此外还有淡味，所以实际上有六味，也有人认为淡附于甘，故不称六味仍称五味。

不同的味，有不同的作用，而味相同的药物，其作用又有共同之处，味辛者能散，能行，适用于表证和气滞血瘀证；味苦能泻，能燥，适用于热证和湿证；味酸能收敛，适用于盗汗遗精，久泻等证；味咸能软坚，适用于大便燥结，痰核瘰疬等证；味甘能补、能缓，适用于虚弱证；或缓和拘急疼痛；淡味能渗泄，适用于湿证。

有些病物其味有两种以上，例如肉桂辛甘；玄参苦咸，一般说来有兼味的药其作用也较复杂。

每种药物都有气和味，两者必须综合运用，同样是寒性药，若味不同，其作用也就不同，如黄连苦寒，可以清热燥湿，浮萍辛寒，可以疏解风热；同是甘味药，若气不同作用也不一样，如芪甘温可以补气；芦根甘寒可以清热除烦。

三、升降浮沉　各种疾病在病机和证候方面，常常表现出向上（如呕吐、呃逆、喘息），向下（如腹泻、崩漏、脱肛），向外（如阳气浮越而发热、自汗、盗汗），向内（如表邪不解，疹毒内陷）等病势趋向。选用适用适宜的药物来治疗，可以消除或改善这些病症的症状，所以药物作用同疾病表现的趋向相对说来，也是具有升降浮沉等性质。凡升降浮沉的药物，都主上行而向内，有潜阳、降逆、清热、渗湿泻下等作用。

药性趋向的升降浮沉，均与药物气味有关，如辛甘温热药主升浮（如麻黄、桂枝）；酸咸苦寒药主沉降，（以大黄、芒硝），药物质地的轻重和入药部分，也是决定升降沉浮的依据，如花、叶、皮及及质轻的药物大都能升浮（如桑叶、冬花），子实及质重的药物大都主沉降（如苏子、磁石）。但上述规律并不是绝对的，如"诸花皆升，旋复独降"，旋复花虽是花，性却属降。

中药的炮制

1. 清炒：不加任何辅料，按加热程度不同而有炒黄炒炭之分。

2. 麸炒：先将麸皮铺于锅底，用文火加热麸皮发黄时加入药物，不断搅拌药物微黄为度。

3. 土炒：将细黄土在锅中加热，入药共炒。

4. 炙：将药物和液体铺料共炒，加入不同的辅料，如蜜、醋、盐水、酒等。

5. 煅：将药物直接放于火内烧红，或放于耐火器皿中间接火煅。

热病发展的病理改变

热病虽千变万化，却不外《内经》："阴盛则寒，阳盛则热，阳虚则寒，阴虚则热"。其理甚精，可概括一般热病之全局。医者对上述四句，应该深入研究，但其理精微，很难说明，姑以解释如下：

何谓阴阳寒热？曰：实者为阳，虚者为阴，实者属热，虚者属寒，是故三阳皆热，三阴皆寒。问阳病有寒者乎？曰：有之，在体工未起反射以御外感之前，阴病有热者乎？曰：有之，在藏气既乱，体温反射失败之后，代偿救济之时。故《内经》曰"阴胜则寒"，谓外寒侵袭躯体，毛窍洒淅恶寒；曰"阴盛则热"，谓体温集表，驱逐外寒而发热，曰"阳虚则寒"，谓病之重心在里者，阴争于内，阳扰于外，汗出不止，体痛恶寒之寒；曰"阴虚则热"，谓神经起反射以为救济，血行失其调节，体工互助之机能悉数败坏，躯体内蕴之热，力毕露于外热……

凡急性热病，初期发热与末期发热，有迥然不同者。初期之热，肌肉不削，津液不竭，涕泪汗溲，以药行之则行；末期则反是，种种治初期之方，施之末期，无一可以取效，非但不效，反足增病。例如口渴唇干舌燥，初期以凉药解之则解，末期非但不解，反增痞满；又如急病闭证，无涕泪者，以卧龙丹搐鼻则作嚏得开，若妄施之热病末期，则增其气促而已。他如初期热病，汗之而汗，攻之而便，分利之而溲，施之末期，无一而可，强发汗则失血，强攻下则息高，凡初期可以愈病方法，误用于末期，无一非促其生命者。所以然之故，就病之形能推测，急性热病为时愈久，则液体全消耗，而热力不消耗；病至末期，液体消耗殆尽，热力反见增加，热力实际并不增加，就外状观之，唇焦齿枯，舌干且萎，凡此热状，正因液体减少之故，故古人于此下一定义曰：阴阳互相乘制。又如患痨瘵者，色欲过度，辄骨蒸，骨蒸者，其热从骨中出，此即所谓消耗热，健体何以不热，则因精液不竭之故，以故古人谓为水不涵火，亦是阴阳不能承制之义，其语较明显矣。惟液体耗竭，热象愈炽，故名此种热曰阴虚而热。

读者须知：第一步之"阴胜则寒"，即伏第二步之"阳胜则热"，第二步之"阳胜则热"正从第一步之"阴胜则寒"来，故曰："阴胜则阳复"（其"阳胜则阴复"，句非热病范围），盖胜则必复，乃体工之良能。其少阴病之阴争于内，阳扰于外，至于亡阳者，乃第三步，盖体温之集表者失败于外，期病邪之入里者猖獗于内，是为"阳虚则寒"。而第四步之"阴虚则热"，亦正从第三步之"阳虚则寒"来，何以然，有第三步之寒，斯有第四步之热，乃经文"重寒则热"之理也。阴胜则寒，阳胜则热，为浅一层病；阳虚则寒，阴虚则热，为深一层病，浅一层病，反射救济以气化；深一层病，反射救济以实质。……入第四步之阴虚则热，此热乃躯体所固有，与第二步之体温反射，绝然不同。且影响所及，起反射者无一非实质，其始神经紧张以为救济；不足，则肌纤维兴奋以为救济；又不足，各腺体起兴奋以为救济。因是血中仅存之养气，悉数呈露，故阴虚而热者，其唇舌绛如猪肝；因肌纤维兴奋以救济，故舌生毛刺干绛；因腺体起兴奋以为救济，故遍身肌肤甲错，身热无汗，喉头肿痛，津液全涸，面部鼻旁毛囊如刺猬，甚且男子则肾囊缩小，女子两乳缩入，则其病在必死之数矣。曰神经，曰肌纤维，曰腺体，皆实质也。《内经》指实质起反射为入藏，入藏而不甚者可救，入藏而甚者不可救，故曰，病人入藏者，半死半生也。夫曰半死半生，初非约略之辞，盖同是入藏之病，仍有深浅难易。若以战事为喻，浅一层为病，比诸阵地交绥；深一层为病，此之攻城肉搏；至于腺体起反射，则有析骸而炊、易子而食光景，是归喘息仅属之时，故《内经》又有病温虚甚者死之文……

既知阴虚而热之热，是实质起反射，专为救济阳虚之寒，是一寒一热，实居对抗地位。今见为热，治以寒药，直接是增病毒之势力，间接是减本身之抵抗力，故阴虚而热者，以凉药治之，愈凉则愈热；若以热药治之，则适得其反，直接为减杀病毒之势力，间接为安缓本之抗暴，故经文又曰："若顺逆也，逆正顺也。"审是安得不治以热。此所谓治以热者，不是辛温，凡用辛温而愈者，须未离第三步阳虚境界者方可。病至于入从哪个，虽深明以治之理，亦只得半之数，难在衡量毫厘分际之间，其不愈，乃衡量未确之故，非医理悖谬之咎。

阴胜则寒，是麻、桂证，阳胜则热是白虎证。阳虚则寒，是附子证。阴虚则热，则治法甚难，共有三种：其一，以热治热。伤寒未傅，舌苔干枯作赭石色，如荔枝壳，肌肤润而不自利，神志不安详，反侧都无所可，后者又手自冒，此即所谓阴躁，其脉则硬而数，真寒假热也。当用大剂温药，阳回则阴随之，是即所谓从治，虽舌色干枯，得温反润，脉硬者转和，方药，炙甘草汤，附子地黄汤是也。脉硬，阴躁为必具条件，否则非是。舌苔枯如荔枝壳亦必具条件，不过有微甚之辨，甚则易知，微者难晓，是在阅历。第二种不限定伤寒，有肌肤暵燥，或自汗盗汗，舌干绛如镜面者，不可温，亦不可寒，寒则躁愈甚，温则阴不能副而动血，东垣所谓甘温能除大热者是也。在温病用甘凉可愈十之六七，伤寒则多死，第三种暑瘟证未傅阴虚而热，此却与伤寒异治，当以甘凉；若误用附子，必面色晦败，头汗发润，气喘发肿而死。此以水痘为标准，其未见水痘之先，手掌手指肌肤必嗼干。

潘氏这段理论，不但阐明一般热病过程中的病理机制，更发挥辛温解表，辛凉折热，甘凉养阴和甘温除热等治法的理论，同时阐明《内经》微甚逆从之精义，盖有感于当时辛温、甘凉措施乖宜而作。

治病必须顾及正气

治病如治国之理，用药如用兵之道，行政以治国，国安则百姓悦服，安居乐业，而不致流为盗寇，即盗寇亦变为良民。而国本以固。用王道药以治病，则元气不伤，精神不扰，而不至于变化为疾病，即邪气自能化解，而身体以健康，审地势之以布阵，恒量敌人之勇怯，用兵者所向必胜。观察病情之邪正，探术病源之所在，则用药者决无不效。犹如：百姓而流为盗寇者，非乐于为盗寇也，都是行政之人而迫造成，战场失败者，非兵不勇敢也，均为主将之人不知兵法而无智谋者。对人体而言，病变不测者，非病自变，皆因医者不知病情变化，治疗法则偏离，凡疾病之发生无不由于人体元气不足。虽外感疾病由于天时之不正，实则亦由于正气先虚，不能防固邪气，内伤之症就更不用论了，如张仲景治伤寒表实证初期，麻黄汤内重用炙甘草以补中；治伤寒中风表虚证用芍药，以调和营卫，用炙甘草、大枣以补中；大青龙汤内亦用炙甘草、大枣以补中；葛根汤亦用炙甘草、大枣、芍药以补中；小柴胡汤用用人参、炙甘草、大枣以大补元气；又如活人之人参败毒散，参苏饮，李东垣之麻黄人参芍药汤，再造散，解表药中皆与大补药并用。例如泻火之剂，如张仲景之人参白虎汤，竹叶石膏汤，半夏泻心汤，李东垣之升阳散火汤，普济消毒饮。《局方》之清心莲子饮。节菴之道赤各半汤等，均重用人参，炙甘草等药。正如《内经》所言："正气存内，邪不可干，邪之所凑，其气必虚"。仲景之枳术汤，枳术丸，枳实消痞丸皆以参，术为君药。又如攻下之剂，如黄连汤用人参，当归承气汤内用当归、炙甘草、大枣；凉膈散用炙甘草，大柴胡汤用大枣、白芍。因此，古圣贤治疗邪实病，皆用大补药以扶正，时时顾及元气，勿妄乱投功克之剂，适虚者更需，使者亦虚。

诊病根究病源兹订妇科诊病要诀

一问年月二问经，及算详察婚与亲。

三审寒热汗和便，四探胸腹要分明。

头痛腰痠多带下，味嗅辨色更须清。

五重孕育胎产门，崩漏注意肿瘤症。

六淫七情括三因，八纲九候祖先问。

本病杂症弄清楚，十全诊治方得准。

为了对妇人病诊断更宜详细，除一般情况外，更须注意特殊的情形，必须全面了解，才能作出正确的处理，因此而制订妇科十诊要诀。

生化汤浅析

对于妇女的产症治疗，如治血块未消，则用生地、红花以行之；苏木、牛膝以攻之，其或虚胀，则用乌药香附以顺之，枳壳厚朴以舒之，甚且青枳、棱以下气定喘，芩连栀柏以退热除烦，至于血结之甚用承气汤下之而愈结，汗多便滿用五苓散通之而愈秘者，比比然矣，生化汤为新产之主剂，是血块的圣药，凡当新产块痛未除，或有他病，总以生化汤为主，随证加减，不可拘于数贴，一昼一夜，必连服三四剂，服至病退方止。在产后一二日间，血块未消，而气血虚脱，或晕或厥，甚且汗出如珠，口气渐烦渴喘急，则并无论块痛与否，便须从权急救，于本方中加人参三四钱，及其病势稍退，仍须减参而多服原方，若其块痛已消，见如上诸证更当用加参生化，不可疑参为补而畏之，此方处置得宜，必无一失，天曰大生，亦曰大化，以此名方，直无之而不可耳，世人也有用四物汤治产者，但地黄性寒滞血，芍药酸寒无补伐伤元气，殊非万全，得此以代四汤，并去原方之熟地，药至平稳，效可立取，岂有治病不凝产，治产不凝病之疑。

生化汤：当归24克，川芎9克，桃仁14粒，黑炮姜10克，炙甘草10克，黄酒童便各半，煎服。

加参生化汤：川芎6克，当归15克，党参15克，炙甘草6克，桃仁14

粒，炮姜 10 克，大枣 6 枚，水煎服。

如血块痛甚加肉桂 7 分，渴加麦冬 15 克，五味子 10 粒，汗多加麻黄根 15 克，如血块不痛，加炙黄芪 30 克以止汗，伤饮食加炒神曲 10 克，麦芽 30 克，伤肉食加山楂五个，砂仁 10 克。

分娩后，眼见黑花，头眩昏晕，不省人事者，非因劳倦等而气竭神昏，即因大脱血而气微欲绝，此所以神不守舍而为晕，当急服生化汤，不拘贴数，以施挽救，若因其血块未消，而偏信古方，认为恶血抢心，轻用无补耗散之剂，认为痰火冲上，辄用无补消降之方，鲜有不误者。

加味生化汤，治产后三等血晕证

川芎 9 克，当归 18 克，荆芥 10 克，炒黑炮姜 6 克，桃仁 10 粒，炙甘草 6 克，大枣 6 枚，水煎服。

凡劳倦之甚而晕，及血脱、气脱、汗脱而晕者，并宜连进此汤，并加人参三四钱，决不可疑参与补而畏之，若痰火乘虚泛上而晕，于方内加橘红 10 克，虚甚者亦须加人参，总不可用枳朴破气，莪棱破血等药。即山楂性缓，亦能害命不可擅用，其或血块痛甚，兼逆益母丸或鹿角灰，或元胡散，或独胜散，凡用消血块方，中病即止，不可过剂从权急救而已

产后诸症

产后气血暴虚，变生诸症，与外感之实证无异，若作实证治必死不救，如气血俱亏，筋络失养，致手足拘挛，甚或角弓反张，如痉症，脉浮芤无力，或微细无神者，用十四味建中汤，加薄荷少许、、柴胡大剂治之自愈。产后不语者，由心肾不交，气血虚弱所致，七珍散归脾汤并主之，若虚火上炎，六味地黄丸，产后发热者，若无风寒表邪之象，则属血虚，四物汤加黑姜补之，或加童便更炒。如有脾虚伤食，用异功散加神麴、麦芽。大凡风寒发热，昼夜不退，若血虚与伤寒发热则晡热晨退，然伤食更必吞酸嗳腐满闷以此为别，更有气血大虚，阴躁作渴者乃阳随阴散之危候，十全大补汤救之，狂言乱语者有败血上冲，心腹胀痛，宜泽兰汤并失笑丸（《兰室秘藏》）。若血虚神不守舍则心慌自汗宜安神定志丸加党参、归芎治之；心神惊悸者，心血空虚也，七福饮、秘旨安神丸之类，汗多变痉者，阳气太虚也，十全大补汤主之，产后身痛，若偏身手

按更痛者，瘀血凝滞也，四物汤加黑姜、桃仁、红花、泽兰化之；若身痛喜按者血虚也，四物汤加黑姜参术补之，若兼风寒必头痛鼻塞恶寒，宜古拜散加当归、川芎、秦艽、黑姜散之；产后腰痛，若上连脊背，下连腿膝者风也，独活寄生汤主之，若仅腰痛者虚也，八珍汤加杜仲、续断、肉桂；若恶露不尽痛如锥刺者，连用桃仁汤化之，免作痈肿。

"粉刺"的中医治疗

粉刺为青年男女常见的皮肤病，男性略多于女性，多发于面部，胸、背上部，亦可散发于全身各部位。又名"痤痱"、"肺风粉刺"、"酒刺"、"面疱"等。临床表现多见颜面及胸背部皮肤出现针头或米粒大小的丘疹，色红或稍红，顶有脓头，可挤出白色粉汁，局部可形成皮炎，丘疹，脓疱，结节或囊肿等损害。可孤立散在，也可聚簇成片，一般无自觉症状。若皮疹反复发作，经久不消，渐成黄豆或蚕豆大肿物，高凸不平或遗留疤痕，则影响容貌。该病多因素体阳热偏盛，加之青春期生机旺盛，营血日渐偏热，血热外壅，气血郁滞，蕴阻肌肤，而发本病；或因过食辛辣肥甘之品，肺胃积热，循经上熏，血随热行，上壅于胸面。若病情日久不愈，气血郁滞，经脉失畅；或肺胃积热，久蕴不解，化湿生痰，痰瘀互结，致使粟疹日渐扩大，或局部出现结节。

一、中医经典论述

《素问·生气通天论》中记载："汗出见湿，乃生痤痱。""劳汗当风，寒薄为皶，郁乃痤。"《诸病源候论·面疱候》中记载："面疱者，谓面上有风热气生疱，头如米大，亦如谷大，白色者是也。"《外科正宗·肺风粉刺酒齄鼻》中记载："肺风、粉刺、酒齄鼻三名同种，粉刺属肺，齄鼻属脾，总皆血热郁滞不散。"《外科启玄》中记载："肺气不清，受风而生，或冷水洗面，热血凝结而成。"《医宗金鉴·外科心法要诀·肺风粉刺》中记载："此证由肺经血热而成。每发于面鼻，起碎疙瘩，形如黍屑，色赤肿痛，破出白粉汁，日久皆成白屑，形如黍米白屑。"可见古人对粉刺的病因病机及临床表现已有深刻的认识。

二、治疗粉刺的几种思路

首先应辨寒热，粉刺的根本病机是内热，而火郁是内热产生的主要原因，治疗上应"火郁而发之"，这是治疗痤疮必须遵循的原则，故用升麻、柴胡、薄荷、荆芥穗等发散之品引热外出。其次，观察粉刺出现的部位，人体内外表里是一个统一的整体，不同脏腑的病理变化可以从外部反映出来，因而体表不同部位的病变，可以认为是不同脏腑功能失调的外在表现，即所谓"脏居于内，形见于外"。以颜面部为例试做分析，面部不同部位分属五脏，左颊属肝，右颊属肺，头额属心，下颏属肾，鼻属脾，可见，面部与脏腑经络的关系非常密切，《素问·痿论》说："十二经脉，三百六十五络，其血气皆上于面而走空窍"，故而应根据粉刺出现的不同部位来结合脏腑辨证确定具体治则。

三、粉刺之辨证论治

1. 肺胃郁热型：表现为丘疹红肿疼痛，以鼻尖或两翼较多，或有脓疱，或发痒，或伴口臭，便秘，尿黄，舌红，苔薄黄或黄腻，脉滑数。

治法：清肃肺胃，发散火郁。

方药：枇杷清肺饮合黄连解毒汤加减。

按：胸面属阳明胃，而肺主皮毛。若肺气不清，则易外受风热，壅阻肌肤，亦有膏粱厚味，胃热上蒸或月经不调，淤滞化热，皆可发于面部、胸背部引起本病。

2. 心火偏亢型：以额头粉刺较多，丘疹红肿疼痛，瘙痒，疱疹表面有脓点，口干，舌尖红，脉数。

治法：清心泻火，消肿散结。

方药：三黄泻心汤或黄连解毒汤加丹参，生地，石菖蒲等。

按：病机十九条讲："诸痛痒疮皆属于心"多因思虑过度、劳心伤神，致使心火亢盛，而"心主血脉，其华在面"，心火亢盛、火毒壅滞脉络，上蕴于面，则见颜面粉刺，红肿热痛。

3. 肝胆郁热型：颜面出现小的硬结，表面为红色顶着小白头，感到灼热、刺痛，以面颊部较多。

治法：疏肝利胆，清泄少阳

方药：丹栀逍遥散合青蒿、郁金等。

按：《内经》就指出痤疮的发病是"郁乃痤"，受情态影响则肝气郁结，湿浊内阻不能宣泄，蕴结化热熏蒸皮肤，发为痤痱。

4. 痰湿凝结型：皮疹结成囊肿，以鼻头丘疹最为突出，或伴有纳呆，便溏，舌淡胖，苔薄，脉滑等。

治法：健脾化痰渗湿。

方药：海藻玉壶汤合参苓白术散加减。

按：经云："汗出见湿，乃生痤痱。"可见湿邪可引起痤疮，实则外湿、内湿均可引起痤疮，若脾失健运，化湿生痰，痰湿凝结于肌肤，可使皮损形成囊肿；

5. 冲任不调型：多见于青年女性，可见下巴部位的痤疮此起彼伏，每遇行经前或经期则痤疮突出，明显加重，月经过后则痤疮自然消退。多伴有月经不调，或带下增多等症。

治法：补益肝肾，调理冲任。

方药：清经散加紫草，蛇床子，地肤子等。

按：肾为先天之本，若先天不足，肾之阴阳亏损，同源之肝脏疏泄失于条达，致阴血亏虚，冲任不调。冲为血海，任主胞胎，则血海满盈不得时，月经前后见虚火上炎之象，痤疮加重。

四、临证加减

粉刺缠绵难愈，病机复杂，因而加减显得尤为重要，热毒壅盛者，则加清热解毒之五味消毒饮；阴虚者，加增液汤、玉竹，石斛等滋阴及养血之药；脓疱形成者：加黄芪，当归，制乳没，鳖甲，皂刺；形成囊肿者：加三棱，莪术，浙贝，夏枯草；湿毒血瘀明显者：加桃仁，红花，当归，丹参；内分泌严重失调者：加山慈姑，黄药子；痤疮之疤痕、色素沉着：加黄芪，白蒺藜，二至丸等；对于高脂血症患者，要配合降脂治疗。阴虚风动、内风上扰者加过敏煎。

总之，素体血热偏盛是本病发病的内因，正如《外科正宗》云："粉刺属肺，齄鼻属脾，总皆血热郁不散"；而饮食不节、外邪侵袭是致病的条件。若湿热夹痰，则会使病程缠绵，病情加重。平时宜多食蔬菜、水果，以补充身体必需的营养及维生素等。另外，除了要注意是否存在上述相应脏腑的功能失调外，还应注意辛辣刺激性饮食和化妆品使用不当是引起粉刺复发的重要环节。

半夏之妙用

半夏燥湿化痰，消痞散结，降逆止呕之功效众人皆知，然其其他功效并不为人们所重视，根据笔者临床试验及历代医家记载，作一阐述：

一、和解寒热

《神龙本草》称半夏主"伤寒寒热"，半夏味辛，能开结降逆，交通阴阳，和解寒热，故而，凡寒热不解，或心下坚满，或气逆不降，或胸腕痞闷者，皆可用之，前人常用来治疗疟疾也是取其和解寒热之意，又如经方半夏泻心汤用半夏与干姜配连、芩平调寒热；小柴胡汤用半夏有助柴、芩和解表里寒热之意。

二、交通阴阳

半夏治疗不寐，见于多处记载，早在《内经》中已有论述，《灵枢·邪客》"夫邪气之客人也，或令人目不瞑不卧出者，何气使然……令厥气客于五脏六腑则卫气独卫其外，行于阳，不得入于阴。行于阳则阳气盛，阳气盛则阳跻满，不得入于阴，阴虚，故目不瞑，治之奈何？补其不足，泻其有余，调其虚实，以通其道，而去其邪；饮以半夏汤一剂，阴阳已通，其卧立至……"半夏白术天麻汤治疗湿痰上扰之眩晕，心悸，失眠；《灵枢》半夏秫米汤，治疗胃不和则夜卧不安，其中半夏从阳分通卫泄邪，秫米从阴分通营补虚，共凑补泻兼施，交通阴阳，和利营卫之功效；半硫丸以半夏和胃而通阴阳，以硫黄益火消阴，润肠滑便，使得胃肠之阴阳协调而大便自下；朱良春先生善用半夏治疗失眠，尤其各种肝病引起的顽固性失眠，常用半夏配夏枯草，清泄郁火，交通阴阳；余友裴慎亦用半夏治疗顽固性失眠多例有效。

三、消肿散结

半夏长于化痰破坚，消肿散结，为治疗痰核之要药。如海藻玉壶汤治疗瘿瘤，方中半夏化痰散结；半夏厚朴汤治疗梅核气，方中半夏散结开郁，亦可半夏配胆南星醋调外敷有散结消肿之功效。

四、消瘀止血

张錫纯之"寒降汤"，以半夏，代赭石配合瓜蒌仁、白芍、牛蒡子、甘草，治疗吐衄"因热而胃气不降"者；"温降汤"，以半夏、代赭石配合白术、山药、干姜、白芍、厚朴、生姜，治疗吐衄"因凉而胃气不降"者，缘于阳明为多气多血之经，冲为血海，隶属于此，若胃气逆行，冲气上干，气逆则血逆，而发为吐衄。朱良春补充：半夏用治吐衄，不仅仅在于能降胃气，其本身具有良好的消瘀止血的作用。

上工治"未病"浅议

"上工治未病"出于《素问·四气调神大论》："是故圣人不治已病治未病，不治已乱治未乱，此之谓也。"另外在《灵枢·逆顺》中也说："上工刺其未生者也；其次，刺其未盛者也……上工治未病，不治已病，此之谓也。"

何谓"上工治未病"？故朱震亨在《格致余论》中说："与其求疗于有病之后，不若摄养于无疾之先；盖疾成而后药者，徒劳而已、是故已病而不治，所以为医家之怯；未病而先治，所以明摄生之理。"

上工者又称"大医"、"良工"、"良医"也。上工即"见色知病，按脉知病，问病知处"的高明医生。张隐庵说："能参合而行之者，可以为上工。""参合而行之"者，是指通过周详诊察，精细判断，洞悉色脉、皮肤、异气、顺逆、生克制约，明辨脏腑阴阳、色脉气血、皮肤经脉内外相应，能参合而行之者。这样认真负责的医生，治疗效果高。所谓"上工十全九"即是。

所谓"治未病"，多数注释"未病"为"无病"。然则无病之人，即常人，有何治之必要。可见此"未病"与平常健康之人"无病"有别。即有患病的因素存在，或将病未病。高明的"上工"，能够预见和分析出"将病"的各方面因素，从而防其病作。故而"治未病"中"未病"二字，应理解为"病将作"，或"将病"方为确切。

清代新安医家程云来说："治未病者，谓治未病之脏腑，非治未病之人也。"脏腑之间，有相互联系、互相制约的作用。一脏有病，可以影响他脏。治病时必须照顾整体，治其未病之脏腑，以防止疾病之传变。如见肝之病，应该认识到肝病最易传脾，在治肝的同时，当先调补脾，这就是治其未病。如脾本气旺盛即不必实脾。这说明任何治病方法，必须灵活运用，不能一成不变。反过来说，见肝之病，不知道实脾，惟治其肝，这是缺乏整体观的治疗方法，自然不能得到满意的效果。

正如"见肝之病，知肝传脾，当先实脾"，这是"上工治未病"原文治法的举例。治病在于迅速、及时，要做到"见微得过，用之不殆"，就是指在疾病初起的时候，便能知道病邪之所在，及时进行治疗，就不致使病情发展到沉重或危险的境地。亦即《素问·四时调神论》所说的："不治已病治未病，不治已乱治未乱。病已成而后药之，乱已成而后治之，譬犹渴而穿井，斗而铸锥，不亦晚乎。"肝病传脾的机理，宜与《难经·十二难》、《七十七难》、《八十一难》全面合参。

后人总结了"上工治未病"的含义，主要包括未病先防、已病防变、已变防渐三个方面，这就要求人们不但要治病，还要注意预防疾病的发生；不但要预防疾病，而且要注意阻挡即将发生的疾病；既得之病，要搞清楚其发生演变的方方面面，并且在疾病性质发生变化之前就要想好能够采用的救急措施。

在我看来"治未病"，应该是预测疾病发展的趋势，将疾病的发生、发展扼杀在萌芽或者是初期状态之中。这需要具有一种审时度势，同时要具有引导局势的能力。对于医者而言，精确地评估疾病的发生，精心地制定干预方案是"治未病"的关键。

临床上以此理论为指导时，一般要按照五行生克的关系，又须分清脏腑阴阳虚实。举个例子：患者陈某，男，42岁，主诉平素常有乏力，四肢乏倦，饮食不佳，大便时而溏薄，时而干结。近日因事思虑，情志不遂，时感脘腹胀满，口干口苦，脉弦滑，舌淡苔薄白。诊为肝胃不和，则脘腹胀痛诸症出现。结合其平素脾阳不足，肢倦便溏纳少诸象，认为宜疏肝解郁并理脾阳，不使肝病而引起脾虚痼疾复作。乃用柴胡舒肝散，复配以理中汤，即同时加党参、炮姜、炙甘草。病人服药3剂，则脘腹胀满消除，大便渐复正常，饮食增进。这是说明"见肝之病，知肝传脾，当先实脾"的一个实例。这一例子并不是专指一种病或一脏而言，而在我看来"治未病"，应该是预测疾病发展的趋势，将疾病的发生、发展扼杀在萌芽或者是初期状态之中。

"梅毒"之辨证治疗

梅毒，中医学称之为"杨梅疮"。

一、病原

系一种徐渐进行之特殊传染病，为梅毒密螺旋体寄生物所致，病之由接种而得者名后天"梅毒"，由遗传而得者名"胎生梅毒"，或先天梅毒后天梅毒感染之景况，大都由接触而致，如与患者性交，或接触其内衣，及外科、产科、医械消毒不清洁等均能传染。

二、病理

后天梅毒之第一期损害，名为初疮，即发生硬性下疳，第二期损害处较多，如湿疣、皮疹、眼患等皆是，第三期损害系有界限之树胶样肿，数种皮患及特种动脉炎等，树胶样肿或梅毒瘤生于骨，或骨衣者，名"梅毒结"，肌皮脑肝肺肾心睾丸肾上腺素等处亦生之，先天梅毒除初疮外（下疳）余均同。

三、症状

后天梅毒第一期必发初疮（下疳），始显为小红粒，渐长大，中央成浅溃疡，其周围坚硬似软骨，大小不定，小者多易忽视，如生于尿道口内者是也，此期全身症状不恶，或不发热，无碍健康。第二期为发热，贫血、皮发斑点状，或丘疹状，或脓胞样鳞屑性梅毒疹、会阴、腹股沟、腋窝及颊内、唇舌咽喉等处，发黏膜斑，淋巴腺及关节、眼、耳膜等发炎。至第三四期则梅毒疹溃烂结痂，名为蛎壳疮（尖痂疮），因其痂积叠成蛎壳形故名，或发现运动性共济失调及全身麻痹，先天梅毒除初疮外，凡后天梅毒之诸状皆为先天梅毒所同有，小儿于产生后大约在一二月之内始显软弱枯瘦、皮疹、手足等处有大胞，鼻塞略塞，唇烂，骨症状甚显著，骺或脱离，此等小儿罕能久存，其有迟显微状者，皆因早显症轻微，或痊愈后发育每不能如常及至弱冠之年，每显一种目病，间性质角膜炎，或骨衣炎，关节滑膜炎，脾及淋巴增大等症状，又有一种脑脊髓梅毒，发现慢性脑脊髓膜炎，或精神症状，谵妄，惊厥或以麻痹性痴呆等。

四、治法

处方一：大百中饮。

土茯苓40克，牛膝15克，甘草6克，黄连4克，槟榔8克，太子参6克，大黄8克，桂枝4克，黄芩6克，沉香4克，川芎6克，杜仲12克，上十二味水煎，去渣，一日分三次温服。

适应证：硬性下疳，梅毒，疮疹已溃未溃，关节酸疼，头面肿痛，梅毒上攻，而甚于上部之症者。

方解：土茯苓有清血解毒作用，专用为梅毒驱除剂，并治拘挛骨痛，恶疮等，兼解汞毒。牛膝为镇痛药，可治偻麻质斯性关节炎之疼痛，及淋浊性关节炎痛风等。黄连为消炎健脾药，有退热镇呕作用，用于肠胃性卡他儿，及疮毒发热诸症。槟榔为驱杀菌药，有健脾攻滞作用，治腹胀小便气秘，关节不利，脚气等。太子参（人参）为兴奋性有强心健胃作用，用于一切久病衰弱等症，又正气不足而病毒亢盛，宜用攻毒药时，往往以本品为辅佐尤效。大黄为泻下药，有荡涤胃肠，排除积毒作用，对于一切疮毒，实热，大便秘结时用之颇效。桂枝为兴奋性强壮健胃药，有温壮神经，融和血运，治关节疼痛有效。黄芩为清凉性解毒药，有清血消炎解毒作用，用于寒热疮毒，天行热疾等症。沉香为镇痛药，有芳香性温和神经作用，用于心腹疼痛，及关节麻痹，风湿拘挛转筋皮肤瘙痒等症。川芎为镇痉镇疼药，有融和血运，流通经络作用，常用于头痛身痛，关节风湿疼，并痈疽疥疮，瘰疬等症。杜仲为强壮药，常用于腰膝酸痛，关节偻麻质斯等症有效。

处方二：紫根牡蛎汤。

当归 12 克，芍药 6 克，川芎 4 克，升麻 8 克，牡蛎 16 克，黄芪 6 克，紫草根 16 克，大黄 6 克，甘草 4 克，忍冬藤 12 克，上十味水煎去渣。一日分三次温服。

适应证：第二期梅毒，下疳溃烂，梅毒，脓胞，黏膜斑，关节炎，或骨衣炎，淋巴炎、毒邪沉痼诸症。

方解：当归为清凉性通经药，有活血镇痛作用，对于痈疽恶疮湿痹痛麻诸症，有排脓止痛行血驱痹之功。芍药为镇痉镇痛药，用于拘挛腹痛、头痛、痈疽痘疮等症，因其有通血脉，清血液作用故也。升麻为解热治疮药，对于咽喉口疮。斑毒脓胞痘疹等诸疮毒热症有特效，因其具有清血解毒作用。牡蛎为有机钙性消炎制泌药，有止汗制酸作用，用于瘰疬痈疮关节酸疼，虚劳盗汗等症有效。黄芪为缓和性，有利尿排脓生肌止痛作用，用于痈疽败疮，大疯癞疾，五痔鼠瘘，梅毒疳疮溃烂等症。紫草根为清凉性质药，有清血解毒作用，用于疮毒斑疹，恶性痈疽，痘疮等症有特效。忍冬藤为清凉性解毒药，用于痈疽疥癣，梅毒恶疮，风湿肿毒淋疾等。花类具有散热解毒，藤类擅长通络脉，搜风湿之功，对于关节痛，淋巴炎肿等有效。

处方三：小解毒汤。

土茯苓 40 克，滑石 12 克，泽泻 12 克，阿胶 7 克，木通 5 克，忍冬藤 12

克，大黄 6 克，上七味水煎去渣，一日分三次服。

适应证：梅毒下疳，生殖器腐烂流脓，小便淋沥，痛不可忍者。

方解：滑石为黏滑性利尿药，外用有清凉消炎作用，内服能奏机械的包摄作用，治小便淋痛，止带浊，及泻痢等。泽泻为清凉性利尿药，用于淋病水肿，头痛湿痹，小便不利等症。阿胶为黏滑性滋养强壮药。因其富含胶质，虚人用之有滋养之功，出血用之有止血作用，小便不利淋痛及疮家诸痛用本药内服，有滋润组织及黏滑内膜作用，故能利小便止痛也。木通为清凉性消炎利尿药，专用做小便不利，淋痛水肿，疥癣诸疮等症之要药，有解毒散肿，通经络，排脓，通乳，消瘿瘤等之功。

处方四：六物解毒汤。

土茯苓 50 克。金银花 15 克。川芎 10 克。薏苡仁 30 克。木瓜 15 克。大黄 7 克。以上六味水煎去渣，一日分三次服。

适应证：梅毒性关节炎，骨节疼痛等。

方解：薏苡仁为滋养强壮药，具有利尿作用，对于风湿痹痛，脚气湿毒，筋脉拘挛不可屈伸等症用之，有排出毒素由小便而出之功。木瓜为痉镇药，常用于湿痹脚气，痉挛拘痛，霍乱，排脓肌痉挛等症有特效。

处方五：搜风解毒汤。

防风 10 克，土茯苓 50 克，金银花 20 克，木通 8 克，薏苡仁 15 克，木瓜 10 克，皂角子 8 克，白藓皮 8 克，上七味水煎去渣，一日分三次服。

适应证：梅毒疮遍体痛痒，麻木，骨关节疼痛，下疳湿毒等兼解汞毒。

方解：防风为解热镇痛药，对于感冒性头痛，及皮肤风毒，骨关节痛，四肢筋骨挛痛等症，能散内外诸风毒，疏通经络，因其有芳香性，杀菌解毒镇痉作用故也。皂角子为驱毒排脓，有杀虫杀菌作用，其性最窜透，善通经络，能搜刮筋骨间沉潜之毒，对于顽固性之梅毒有特效。白藓皮为解毒热祛风药，用于关节痹痛，皮肤湿毒等症，有清凉性，利尿消炎作用，并治妇人产后发热，阴中肿痛。

处方六：解毒汤。

土茯苓 40 克，川芎 15 克，大黄 6 克，茯苓 15 克，木通 10 克，忍冬藤 15 克，甘草 15 克，上七味水煎去渣，一日分三次服。

适应证：下疳溃烂，梅毒疮湿癣，便毒脓淋、筋骨疼痛及诸恶疮毒。

处方七：土茯苓汤。

土茯苓 35 克，忍冬藤 15 克，大黄 8 克，荆芥 10 克，防风 8 克，川芎 7 克，地骨皮 8 克，上七味水煎去渣，一日分三次服。

适应证：初期梅毒，坚硬下疳，或梅毒性筋骨疼痛等

方解：荆芥为发汗药，有解毒祛风镇痉作用，常用于疮毒风痹，头痛体痛，遍身麻痹疥疮等，有清血解毒之功。

处方八：黑豆汤。

桔梗 8 克，红花 4 克，大黄 4 克，甘草 5 克，黑豆炒百粒。

方解：桔梗为排脓祛痰药，对于咽喉疼痛，口舌生疮，脓毒痰涎粘着，肺痈肠痈便毒下疳等症，用之有特效。红花为通经祛痰药，因其内含红花素及黄色素，有清血解毒作用，用于痈疮肿痛，妇人产后恶血不下等，一切血液病疼痛诸症，更有镇痛之功。黑豆为散毒药兼有滋养作用，外用生研涂痈肿，煮汁饮，活血解毒，然本品与甘草通用，则解毒之功愈著。

中篇 临证医案

感 冒

杜××，男，40岁。1971年3月5日初诊。

患者感冒已三日，全身发热恶寒，无汗，肢节烦痛，鼻塞声重，口中渴而欲饮，咽喉痛，咳嗽气急，咳痰多而黄稠，心烦小便赤，舌苔黄，鼻翼翕动，脉象浮数。此由肺热内蕴复感风寒，内热被外寒所遏，则形成外寒内热之证，俗话说寒包火。治宜疏风散寒，宣肺清热。方用麻杏石甘汤加味。处方：

麻黄6克，石膏30克，杏仁10克，甘草5克，防风9克，桑皮9克，黄芩10克。

3月9日二诊：投麻杏甘石汤加味三剂后，汗出表解，身热已退，鼻塞声重，咳嗽气急已减，痰少，鼻翼亦不煽动，小便赤，苔黄脉数。守前法于前方加栀子9克，再进二剂。

3月12日三诊：诸症俱减，脉现缓和，停药以防药力太过反伤其正，饮食调养。

按：本例属于内有蕴热，外感风寒之症，故投麻杏石甘汤加味，使汗出表解。二诊时，内热仍盛，于原方加栀子，以清泄内热，二剂病邪去而正安诸症消失。如《伤寒论·太阳篇》说："发汗后不可更行桂枝汤，若汗出而喘无大热者，可与麻黄杏仁甘草石膏汤主之。"这里无大热，乃指外无大热，而内有热也。与本例内热而咳嗽气急，同属一因，故采用麻杏石甘汤。

外感咳嗽

李××，男，30岁。1970年3月10日初诊。

患者素为痰湿之体，咳嗽常有发作。近日来反复感冒，咳嗽缠绵不止，有时胸脘痞闷，纳食欲呕，咳痰色白而粘，头胀鼻塞，舌苔白腻，脉浮而濡。此由痰湿素盛，复感外邪，风寒束表。治宜解表化湿，止嗽祛痰。方用止嗽散加减：

姜半夏9克，茯苓9克，陈皮6克，荆芥9克，炙紫菀9克，炙百部9克，白前6克，杏仁12克，桔梗6克。

上药服四剂，表解而湿化，咳止，诸症消失。

按：本例素为痰湿之体复感风寒，用止嗽散加味四剂，病邪尽去，大有启门驱贼之势。止嗽散是常用之方剂，该方为清代名医陈国彭先生所创。原执此方尽治"诸般咳嗽，其效如神。"但从临床体会，本方对一般外感咳嗽的疗效，令人满意。所以我们仍然根据陈氏的经验，遵循祖国医学辨证施治的原则，进行有规律的加减变化。变一方有多方的治疗作用，才能很好的发扬和继承祖国医学的遗产。

风温咳嗽

张××，女，20岁。1983年12月5日初诊。

咳嗽胸闷，全身不适，小便赤，口渴苔黄，脉浮数，治以辛凉解表镇咳之剂。

麻黄3克，杏仁10克，生石膏24克，桔梗3克，枳壳3克，瓜蒌6克，羌活3克，甘草3克，前胡3克。

水煎服，两剂。

12月8日服药后觉咳嗽气喘渐平仍服原药，两剂。

12月10日服药后觉胃纳不香，加鸡内金6克，两剂。

12月14日服药后觉内热未清加连翘6克，黄芩3克，三剂。

12月18日服药后觉不适各症逐渐消失。

按：风温初起，必见头疼，身困，口渴 咳嗽脉浮数，胸闷小便赤，治以宣肺清热，服张仲景的麻杏石甘汤，加入枳壳、桔梗、连翘以宽胸利气清热，胃纳不佳加鸡内金以助胃消食，服药十余剂不适各症逐渐消失。

治 喘 息

张××，女，74 岁。1982 年 3 月 5 日就诊。

患者年老体弱，劳心之后，忽喘逆大作，迫促异常，脉浮而微数，按之即无，知为阴阳两虚之证，盖阳虚则元气不能自摄；阴虚则肝肾又不能纳气，故作喘证。治宜益气参赭镇气汤。

野党参 10 克，生赭石 18 克，生芡实 15 克，生山药 15 克，净萸肉 12 克，生龙牡各 12 克，生杭芍 6 克，炒苏子 6 克，两剂。

3 月 8 日二诊，服药后喘逆迫促稍减续服原药，两剂。

3 月 10 日三诊，服药后喘逆迫促又减少仍服前药，两剂。

按：胃气本下行为顺，本例因肝胆之火冲之转而上逆，并迫肺气亦上逆，此喘逆迫促之所由来，药用参之益气，赫石以敛冲气之上逆，方书谓肝肾虚者，其人即不能纳气，又肝主疏泄，肾主闭藏，令肝之疏泄，原以济肾之闭藏，令肝不疏泄，肾气使之失于调摄，此喘逆之可由来矣，药用芡实、生山药、净萸内以补肾阴；白芍、柔肝安脾，炒苏子下气平喘，消痰止嗽，用生龙牡以收敛之，俾其阴阳固结，不但无阳不复上脱，而真阴亦永不下脱矣。

肺 痈 (肺脓肿)

梁××，男，45 岁。1962 年 10 月 25 日初诊。

患者于 4 月间，因感冒咳嗽失治，以致胸痛，咳吐脓血痰，时轻时重，如此迁延四月之久。近因病情加重，大量呕吐白色脓痰，臭不可闻，一夜间吐一痰盂之多，来住院治疗。经检查，体温 39℃，呼吸每分钟 100 次，口干，味辣，脉滑数，舌苔腐腻。此由感冒失治，风热病毒壅滞于肺，热壅血瘀，蕴毒化脓成痈。治以清热解毒，化瘀排脓为法。用苇茎汤加味，处方：

苇茎 30 克，苡仁 30 克，冬瓜仁 24 克，桃仁 9 克，二花 30 克，连召 10 克，大青叶 9 克，鱼腥草 30 克，桔梗 10 克，贝母 9 克，瓜蒌 15 克。

10 月 30 日二诊：上药服三剂后，全身舒适，无不良反应，依前法再进四剂。

11月4日三诊：胸痛咳嗽有所减轻，脓痰依旧。于原方内加白茅根20克，牡丹皮6克，四剂。

11月9日四诊：胸痛咳嗽大减，脓痰已少，口中辣味已无，脉有细数之象，舌苔腐腻已去，舌质红，口干。治宜清肺化痰，益气养阴。用清燥救肺汤加味：桑叶12克，石膏10克，杏仁10克，甘草4克，麦冬12克，人参9克，阿胶10克，炙杷叶9克，瓜蒌15克，北沙参15克，贝母9克，五剂。

11月14日五诊：服药后诸症再减，脉象已趋缓和。为善其后，取上药六剂，出院回家调服。

按：肺痈一症，早在《金匮要略·肺痿肺痈咳嗽上气病脉证治篇》中就有详细记载；"咳而胸满，振寒，脉数，咽干不渴，时出浊唾腥臭，久久吐脓如米粥者，为肺痈，桔梗汤主之。"本例由于感冒失治，而风热病毒壅滞于肺，痰热内蕴，发为肺痈。治以苇茎汤加味而症状逐渐好转，又因脓痰较多，方加白茅根清热化痰止血、丹皮凉血散瘀病情好转。后因病邪已去，而肺阴有伤，用清燥救肺汤加味数剂，病去而正气恢复。

炙甘草汤治心动悸脉结代

梁××，女，78岁。1983年6月1日初诊。

年过七旬，体弱多病，胸闷善太息，近数月来，心悸气短，脉沉细结代，舌质淡红，苔薄，胃纳不佳，证属气血亏耗，心失所养，治当补益心气，润流脉路，拟进炙甘草汤。处方：

炙甘草10克，麦冬12克，党参6克，生地黄30克，生姜9克，炒枣仁6克，麻仁6克，桂枝9克，大红枣10枚（擘），阿胶6克。四剂。

煎法：水4盅、酒3盅，先煎上九味，取3盅去渣纳阿胶化开分两次温服。

6月5日二诊：服上药后心悸气短减轻，食欲不佳，于上药内加生麦芽20克。六剂

6月12日三诊：服药后食欲增进，精神大有好转，心悸未减，于上药内加炒枣仁10克。六剂。

本例先后服药十余剂，所现的心悸、气短、脉结代等均见减轻。为了根治，将上药取12剂，碾成细末，每早晚开水冲服各10克，若因服散剂不宜时，蜜

为丸，每丸三钱重，早晚各服一粒。

本例中之结代脉解：结脉是脉缓而不规则的间歇，主阴盛寒凝；代脉是脉来遏止间歇而有规律，主脏气衰微。此脉大病得之，可畏殊甚，又平人有时见此脉者，此则无害，亦不须服药。

按：仲景凡于不足之脉，阴弱者用芍药以益阴，阳虚者用桂枝以通阳，甚则加人参以生脉，此以中虚脉结代，用生地黄为主、麦冬为辅，峻补真阴者，然地黄、麦冬，味虽甘而气则寒，非发陈蕃秀之品，必得人参、桂枝，以通阳脉，生姜、大枣，以和营卫；阿胶补血，甘草之缓，不使速下，清酒之猛，捷于上行，内外调和，悸可宁而脉可复矣。酒七升，水八升，取三升者，久服之则气不峻，此虚家用酒之法，且知地黄、麦冬得酒则良，此证当用酸枣仁肺痿用麻仁可也。

附说：炙甘草汤是仲景治伤寒脉结代心动悸之圣方，孙真人用之以治虚劳，王刺史用之以治肺痿，仲景诸方，通变如此，此方之妙用，在于脉结代，故（一名复脉汤）不论何病，但脉结代者，当先用此方，后世对虚劳不足诸证，多用此方治之。

心律不齐胸闷脘痛

刘××，男，64岁。1983年7月5日就诊。

自诉：平时多病体弱，近因劳动过度以致心悸气短，四肢困倦，食欲不佳，舌胖嫩而淡，颜面㿠白，自汗，口唇淡晦，脉细结代，心律不齐，心阳亏损不振，以致胸闷脘痛，治宜补益心气、调养阴血，予以炙甘草汤佐以瓜蒌薤白等品。处方：

炙甘草10克，党参9克，桂枝7.5克，生姜9克，赤芍6克，麦冬18克，栝蒌10克，薤白6克，当归6克，郁金6克，大枣10枚（擘）。六剂。

服上药后气短胸闷减轻继服原药。六剂。

7月11日二诊：食欲欠佳，于原药内加生麦芽30克。六剂。

先后服药十余剂，所患诸症均见减轻，为了巩固疗效，续服归脾丸，按说明服。

按：《内经》云：心主一身血脉，血液来源于水谷之精微，主于心，统于脾而藏于肝，它在气的推动下，循经而行，外养四肢百骸，内注五脏六腑，奉养全身。《素问.六节脏气说》：心者生之本，神之变，其华在面，其充在血脉……"华"是显示心的功能正常与否，可以从面部气色反映出来，因心主血脉，血行脉中，五脏六腑，四肢百骸无处不到。

本例患者，平时体弱多病，食欲不馨，脉沉细结代，予以党参、炙甘草汤、大枣补益心气兼通心阳，心阳通，心气复，则结代之脉可以消失；同时胸脘不适，予以括蒌、薤白、郁金、赤芍等品。前贤周禹载说："寒浊之邪，滞于上焦，则阻上下来往之气，塞其前后阴阳之位，遂令气喘为痛，为气短，故融合瓜蒌、薤白、赤芍、郁金、当归等，不论气塞气短，气结气痞，或在心下，或在肋旁，凡偏于阴寒上乘，胸阳不舒的胸痹脘痛，俾上焦之塞得宣，三焦之痹自蠲"。

心悸怔忡不寐

吴××，男，43岁。1980年3月10日初诊。

患者当日因心悸怔忡不寐，脉象沉数，舌质淡红，食欲不馨，来院就诊。处方：

龙眼肉18克，炒枣仁12克，生龙牡各15克，柏子仁10克（炒捣），乳没药各0.5克，生地黄6克。四剂。

3月15日服药后觉心中怔忡及心悸减轻，仍服原药。四剂。

3月19日服药后怔忡心悸消失，继服原药以防复发。四剂。

按：不寐之症，人多责诸心，不知脾肾脏之阴阳皆能令人不寐。经云："卫气留于阳则气满，不得入于阴，则阴气虚，故目不暝"。本例的心中气血虚损，则心悸怔忡，方中之龙眼肉以补心血，炒枣仁、柏子仁以敛心气，更用生龙牡以收敛耗散之阴阳，以获痊愈。

虚损（心脾两虚证）

刘某，女，35岁。1981年4月15日初诊。

患者素体多病，近日出现心悸气短，腰膝酸痛，午后发烧，下肢轻度浮肿，白带量增多，胃胀，纳差不佳，吞酸，面部㿠白，口唇淡白，语声无力，呼吸气短，形体消瘦，舌质红，无苔，脉弦涩。此为患病日久，情志抑郁，导致五脏功能失调，脏精亏损而成心脾虚损证。治疗以益气健脾，生血安神，收敛心气。处方：生脉散合归脾汤加减。

党参20克，五味子15克，麦冬20克，白术15克，当归15克，茯苓15克，远志10克，炒枣仁20克，木香6克，元肉10克，炙甘草10克，龙骨20克，水煎服，一日一剂，分两次服。

二诊：前方服6剂后，诸症悉减，心悸减轻，白带减少，似有心脾气微复之象，仍用前方调治。

三诊：前方服10剂后，心悸气短已止，下肢浮肿消退，此时中气渐渐恢复，心阳之气已足，而情志郁结明显，肝克脾土，方改为丹栀逍遥散，平肝理气，健脾消食，处方：柴胡10克，白芍20克，佛手10克，白术20克，茯苓15克，当归15克，薄荷6克，生姜10克，海硝15克，栀子10克，甘草10克，水煎服。

四诊：服完上方6剂后，胃纳已增，胃胀吞酸已除。此时肝气稍平，脾气已健，宿食已消，但肝阳不足之象仍然存在，其方改为滋阴养血，清热除蒸之剂。处方：秦艽10克，鳖甲10克，银柴胡10克，地骨皮10克，生地15克，白芍20克，知母10克，甘草10克。

五诊：服完上方六剂后，诸症已明显好转，心脾气充，精血已复。

按：患者素体劳伤，心脾两虚，《医家四要》云："曲运神机则劳心，尽心谋虑则伤肝，意外过思则伤脾，预事而忧则伤肺，色欲过度则伤肝，肝克脾土，脾失健运，精血无力化生，而脏腑功能失调，精血亏损。正如《素问·通评虚实论》所云："精气夺则盛。"治疗通过辨证求因，调理脏腑虚损，治疗首服健脾、安神之品，以使心脾渐渐恢复，脾之健运正常，而心有所主，脾有所统，肝脾机能正常，阴血亏虚之象明显改善，在整个治疗过程中，分清主次，投药有先后，使五脏功能调和则愈。

类中风（高血压）

王××，男，65岁。1979年6月17日初诊。

患者头痛头晕已数年，近因情绪波动，突然头痛头晕加剧，心烦，口苦，卧则如倒立舟车之上，眼前发黑，面赤如醉，渐觉手足活动失灵，突然昏厥，经西医检查为高血压。诊其脉弦长有力，舌红苔薄黄。此由阴虚阳亢，肝风内动，气血并走于上所致。治法宜以镇肝熄风为主。处方：

淮牛膝 15 克，代赭石 15 克，生龙骨 12 克，生龟板 12 克，生白芍 9 克，天冬 6 克，生地 10 克，川练子 6 克，生麦芽 6 克，青蒿 4 克，甘草 3 克，菊花 10 克。

6 月 25 日二诊：服上药四剂后，头痛头晕稍减，手足活动较前灵活，脉弦数有力。仍以镇肝熄风为治，服原方三剂。

6 月 30 日三诊：头痛头晕均减轻，手足活动自如，心烦口苦消失，血压 150/100 毫米汞柱，脉弦数。前药稍有增减，再进三剂。

7 月 10 日四诊：诸症消失，惟有时觉头晕。仍服上药四剂而痊愈。以后来门诊检查，血压正常。

按：中风之发生，主要在于平素气血的亏虚，与心肝肾三脏阴阳失调，加之忧思恼怒，或外邪侵袭等因素，以致气血运行受阻，肌肉经脉失于濡养；或阴亏于下，肝阳暴胀，阳化风动，血随气逆，挟痰挟火，横窜经络，蒙闭清窍，形成阴阳互不维系之证。

本例是属类中风，此由阴虚于下，阳气上亢，肝风内动，气血并走于上所致。如《内经》说："诸风掉眩，皆属于肝"，因肝肾阴虚，肝阳上亢，甚则阳极化风而见头目眩晕。如肝气升发太过，则脏腑气血而随之上逆，血随气逆，并走于上，则发为中风。"所以在治疗上，以镇肝熄风、引血下行，降上逆之气为主，佐以滋阴潜阳之药而奏效。

胸膺脘痛（三案）

案一：师××，女，71 岁。1982 年 7 月 4 日初诊。

自述清晨起床，发生半身麻木，心胸气短，胸膺发憋，性情急躁，切其脉左部滑，投予加味冠通汤，祖国医学认为，年逾四十形气虚衰，致本病多发于四十岁以后，因年高阳气渐衰，该病多缠绵，久病成虚，导致气血衰微，气虚这一病机值得重视的。处方：

党参 12 克，当归 12 克，薤白 18 克，红花 9 克，延胡 6 克，郁金 9 克，丹参 12 克，栝蒌 24 克，鸡血藤 24 克，枳壳 6 克，生姜 6 克，半夏 6 克。四剂。

二诊：7 月 9 日服药后，无其他不良情况仍服原药。四剂。

三诊：7 月 14 日情况同上，仍服原药。四剂。

四诊：7 月 19 日服药后胸闷脘痛稍减轻，仍服原药。四剂。

五诊：7 月 23 日服药后，胸闷脘痛已大见效，但时有恶心和痰涎，增姜半夏。六剂。

按：冠心病患者大多以胸闷，心痛气短为主要症状，同时兼有心悸，头晕肢麻，疲乏等不适，祖国医学认为，年逾四十形气虚衰。本病多发于四十岁以后，其年高阳气渐衰可见。且有患者，病程缠绵，久病成虚，导致气血衰微，因此，气虚这一病机是值得重视的，由于气为血帅，阴阳互根的道理，有些患者亦可因心阳不足而致病。本例患者清晨起床，发生半身麻木、胸闷气短、胸膺发憋、急躁、切其脉滑，投以加味冠心汤。冠心病的治疗，始终运用养心阴，摄心阳为主，疏气和血为辅的治疗法则，取得了较好的效果，患者连服加味冠心汤后，胸膺发憋、急躁等消失，方中之党参、丹参益气和血，当归、鸡血藤补血行血，化瘀。通络；延胡能行血中之气滞，气中血滞；栝蒌、薤白主要作用是助胸阳，开心窍，宣痹利气，活血止痛；红花功能是活血化瘀少用养血，柴胡、郁金舒肝解郁，生麦芽不但舒肝，尤能化食。

胸痹脘痛

案二：王××，女，56 岁。1980 年 7 月 13 日初诊。

胸为清阳之府，胸阳一有不振，则浊阴上犯清阳之府，作闷作痛而为痹，"寒气塞于五脏六腑，因虚而发，上冲胸间，则为胸痹"，罹斯病者，多为年高之人，因新陈代谢迟缓，阳气衰微不足而致病，出现胸闷、心痛、头晕、肢麻，在病理上形成了一个正气虚于内，痰浊阻于中的正虚邪实病机，治宜益气健脾，祛痰化湿，宣痹通络。处方：

党参 10 克，当归 9 克，炒白术 10 克，丹参 9 克，川芎 4.5 克，栝蒌 18 克，薤白 10 克，厚朴 6 克，枳壳 4.5 克，桔梗 4.5 克，陈皮 6 克，香附 9 克，桂枝 3 克。四剂。

二诊：7 月 17 日服药后诸证依旧，惟胃纳不佳加鸡内金 10 克。四剂。

三诊：7 月 22 日服药后食欲增加，仍服原药。四剂。

四诊：7 月 26 日服药后头晕依旧加杭菊 10 克，天麻 4.5 克。四剂。

五诊：8 月 2 日服药后，胸痹脘痛已除，头晕肢麻已消失，为了巩固疗效，将原药取六剂，隔日服一剂。

按：冠心病之治疗，常用"活血化瘀"之法，认为是血瘀所致，依中医理论，胸痹衰弱，浊阴上干犯清阳之府，要不外气机失调，痹而不通所致，祖国医学认为冠心病是一个本虚标实之证，在治疗上，着重补法与通法的结合运用，《金匮要略》说：心痹、心痛、短气病脉证治，方中既有补气的党参，又有健脾的白术及行气的枳壳、桔梗、柴胡、香附、更益以宣痹的栝蒌、桂枝；栝蒌苦降、除胸中浊腻，薤白辛窜力强以通阳，陈皮祛痹化湿。

气虚胸痹

案三：刘××，女，60 岁。1980 年 7 月 10 日初诊。

患者近年来心悸，眩晕，气短肢麻不适等，今本病发病在心，其病机应该以心的脏气失调为主，由于心气不足，心阳亏损，导致气血运行失畅，痰浊血瘀内闭而引起一系列症状，祖国医学认为冠心病是一个本虚标实之证，在治疗上就必然着重补法与通法的结合运用。

处方：

党参 15 克，麦冬 9 克，赤芍 6 克，枳壳 6 克，丹参 9 克，茯苓 7.5 克，半夏 7.5 克，橘红 4.5 克，栝蒌 10 克，炙甘草 3 克，桂枝 3 克，白术 10 克。四剂。

二诊：7 月 15 日服药后，觉心悸头晕依旧加炒枣仁 12 克，杭菊 10 克。四剂

三诊：7 月 23 日心悸头晕减轻。六剂。

四诊：7 月 29 日服药后上述各症已消失，继服归脾丸四盒以巩固疗效。

按：本例对冠心病的治疗，始终运用养心阴，摄心阳为主，益气和血为辅的治疗法则，取得了较好的效果，方中参、术、炙甘草益气扶正，赤芍、丹参、橘红、半夏、茯苓利湿通滞，枳壳、栝蒌宽膈利气，因心悸头晕加炒枣仁及杭菊养心安神。

胃 脘 痛

案一：陈××，女，43 岁。1983 年 7 月 10 日初诊。

胃脘痛时久，时痛时止，当肝旺戕贼脾阴，为木横土虚之病机，证见：两胁痛，少腹重坠，立则剧，卧则舒，为肝气上逆，脾气下陷，治宜升提宣达，如逍遥散一类方治之。

处方：

柴胡（醋炒）6 克，当归 9 克，白芍 9 克，白术 8 克，茯苓 6 克，炙甘草 3 克，煨姜 1.5 克，薄荷 1.5 克。六剂。

二诊：7 月 16 日服上药后，诸症减轻，即服原药六剂。

按：方中柴胡疏肝、解郁为主，前人有非柴胡不足以宣肝、胆之气，通利三焦之功，白芍、当归甘酸微寒补血和营以养肝，肝为刚脏，体阴用阳，白术、甘草、茯苓健脾和中利湿，薄荷、煨姜少许以增强柴胡疏肝解郁之功为佐使；本方是疏木培土法，乃治乙木（肝）乘阴土脾之症，亦即叶氏所谓木乘土之病候，胃病从肝论治是祖国医学脏腑学说为依据提出来的。

案二：司××，男，46 岁。1984 年 6 月 1 日初诊。

脘疼呕吐，心中疼热，不饥便秘，此乃气上冲心，良由胆胃失下降之正常，不同乙木乘脾土之病机，口苦苔黄腻，脉弦数，当以辛开苦泄而清胆火，叶氏云：脾宜升则健，胃宜降则和，药宜加味清胃散

处方：

生地 10 克，黄连 4.5 克，当归 9 克，丹皮 6 克，吴茱萸 0.5 克，生石膏 4.5 克，知母 6 克。

二诊：6 月 5 日服上药后，呕吐，心中疼热减轻，继服原药三剂。

三诊：6 月 8 日服药后，食欲增加，大便通畅，口苦消失，去石膏。二剂。

按：泄木和胃法，乃治甲木（胆）乘阳土胃之症，为胆火上炎，致胃气不降，木升土逆之病机。证见：脘疼呕吐，心中疼热，气上冲心，不饥便秘，此乃胆胃失下降之正常，不同乙木乘脾土之病机，治宜辛开苦泄而清胆火，同时和降胃气，（胃气以降为和）。王旭高对肝病的疏木培土法，和泄木和胃法，这两种治疗方法，为木土之间的生克制化关系失常的道理虽同，而含义实有区别，

前者病在肝脾，后者病在胆胃。王氏深明升降之义，推论疏木培土，泄木和胃之治，足可谓后世法，在妇科方面应用尤广。

胃脘及胁痛

案一：张××，女，45岁。1984年5月7日初诊。

主诉：头晕口苦，胃脘痛月余，得食痛减，少腹有重坠之感，立则剧，卧则舒，症为肝气上逆，脾气下陷，证见口苦胁痛，脉弦滑，食欲欠佳，为肝旺戕贼脾阴，治宜舒肝理脾益气，拟进逍散一类之方。

处方：

条沙参10克，柴胡4.5克，当归6克，白芍6克，白扁豆20克，薄荷0.5克，煨姜三片，甘草3克。

二诊：5月12日，服药后，胃脘及胁痛依旧，仍服原药。四剂。

三诊：5月21日，连服上药多剂，效不明显，是案脘痛日久，得食则痛减，显系虚痛，然虚证之中，又有阴阳之辨，脾胃之分，脉弦而滑，此肝阴化热，温热化燥，燥热伤阴，痛势依然绵延不止，舌苔中淡黄，扪之无津，胃阴已伤，再以芍药甘草汤柔肝缓中之治。

处方：

杭白芍24克，生甘草9克。三剂。

五诊：5月24日，服上药后，纳食渐佳，胁痛减轻，舌中润，脉濡软，上药已获效，将白芍增为30克，生甘草12克。四剂。

六诊：5月29日，服上药后效果显著，继服原方五剂。

按：本案胃脘痛时久，得食痛缓，显系虚痛，在虚痛之中，又有阴阳之辨，脾胃之分，舌苔淡黄，扪之无津，有燥热伤阴，胃失冲和，是以用酸甘化阴之芍药甘草汤以收效。芍药甘草汤为仲景《伤寒论》脚挛急之症，后世用治虚症腹痛脘痞，故本草白芍，苦酸微寒，和营敛阴，有柔肝益胃之功。甘草性味甘平，有补中缓急之用，两者相辅相成，共奏柔肝补中，缓急止痛之功，以故不治痛而痛自止。

妇人肝胃气痛（九案）

肝胃气痛一症，妇人患者最多。因妇人以肝为先天，以血为体，以气为用，滋生于水，涵养于土，肝为藏血之脏，血为养肝之物，相须而相用。若肝藏血少，则肝不柔而成刚脏，导致犯胃克脾，以益脾胃之血而自资，脾胃被其侵犯即引起胸背、两胁及少腹胀痛。此病虽男子亦有患者，然不若妇人所患者为多。王旭高治肝病的几种法则：疏肝、泄肝、抑肝、柔肝、缓肝等。盖肝有甲乙之分，胆为甲木，肝为乙木，土有阴土阳土之别，脾为阴土，胃为阳土。疏肝培土法，乃治乙木（肝）乘阴土（脾）之症，为肝旺戕贼脾阴，是木横土虚之病机，证见两胁胀满而痛，少腹重坠，立则剧，卧则舒，为肝气上逆，脾气下陷。治宜升提宣达，逍散一类之方治之。

《太平惠民和剂局方》中，逍遥散列入治妇人诸疾门。主治血虚劳倦，五心烦热，肢体疼痛，头目昏重，心忪颊赤，口燥咽干，发热盗汗，减食嗜卧，以及血热相博，月水不调，脐腹胀痛，寒热如疟；又疗室妇血弱阴虚，营卫不和，咳嗽潮热，肢体消瘦，渐成骨蒸等症。其方如下：

柴胡 6 克，当归 9 克，白芍 9 克，白术 6 克，茯苓 6 克，炙甘草 3 克，煨姜 1.5 克，薄荷 1.5 克。

本方主治肝郁血虚之证。肝藏血，血虚则见五心烦热，头目昏重，发热盗汗，骨蒸潮热，月水不调等证。肝之性喜条达，肝郁则胁痛，寒热如疟随之而起，肝郁不能疏泄脾土，以致脾失健运，故减食嗜卧。同时，脾虚失运，又不能化生营血以养肝，以致肝血益虚。根据《内经》"木郁达之"的原则，首先顺其条达之性，开其郁遏之气，并以养营血而健脾土。方中柴胡疏肝解郁为主，前人有非柴胡不足以宣少阳甲胆之气之说，为胆经之主药亦入肝经。取其升清降浊，通利三焦之功。白芍、当归甘酸微寒，补血和营以养肝，肝为刚脏，体阴用阳。白术，甘草、茯苓健脾和中利湿，薄荷、煨姜少许，以增强柴胡疏肝解郁之功，均为使药。由于肝藏血，脾统血，肝郁脾虚，则血不足，导致月经不调，故本方为调经常用方。

案一：郭××，女，30 岁。1972 年 6 月 2 日初诊。

患者胃脘痛，牵引两胁及胸少腹胀痛。经检查，两胁及胸、背、小腹胀痛，舌苔薄黄，口苦，脉弦数。此乃肝气上逆，脾气下陷。治宜升提宣达，处方：

柴胡6克，白术9克，茯苓9克，当归9克，白芍12克，郁金12克，瓜蒌12克，薤白9克，香附3克，荔核9克，炒麦芽30克，甘草3克。

6月8日二诊：服药四剂后，两胁及胸背胀痛已减，其他依旧，仍服原方四剂。

6月14日三诊：胃纳稍好，惟口苦未减。此为肝郁有热，原方加黄芩9克，四剂。

6月20日四诊：胃纳更好，两胁及胸、背，少腹不适已全消失。为巩固疗效，继服逍遥丸一盒。以后病情稳定，未再眼药，嘱其自养。

按：本例患者肝胃气痛，是乙木（肝）乘阴土之症，为肝旺戕贼脾阴，是木横土虚之病机。证见两胁胀痛，为肝气上逆，脾气下陷。治宜升提宣达，药用逍遥散及瓜蒌薤白汤加减。方中柴胡、香附、郁金舒肝理气，白术、茯苓、甘草健脾和胃利湿；当归、白芍和血通经，柔肝安脾；瓜蒌、薤白治胸阳不舒的胸痹脘痛；荔核适用于各种气滞作痛，炒麦芽助脾消化，增强食欲。

案二：牟××，女，32岁。1972年6月11日初诊。

患者胃脘痛，头晕，口苦。两胁及胸背隐痛，食欲欠佳，舌质淡红，有薄黄苔，脉弦数。症属肝郁气滞。治宜舒肝理气，和胃健脾。处方：

柴胡9克，香附9克，白芍9克，当归9克，白术18克，云苓9克，郁金15克，瓜蒌18克，薤白9克，炒麦芽18克，荔核9克，甘草9克。

6月16日二诊：服药四剂后，脘痛稍有减轻，胸胁痛依旧，脉仍弦数，仍原方四剂。

6月20日三诊：两胁及胸、背痛均已减轻，惟食欲不佳。原方加神曲、山以助胃消食，四剂。

6月26日四诊：两胁、胸、背痛已全消失，脘痛愈，食欲增进。

按：患者素有胃病史，近因饮食不慎，引起脘痛。如《医学正传·胃脘痛》："致病之由，多因纵恣口腹，喜好辛酸，恣饮热酒煎熬，复餐寒凉生冷，朝伤暮损，日积月深，故胃脘疼痛。"因此，饮食不节使胃失和降，肝失疏泄，引起脘痛。治以疏肝理气和胃健脾之法，使肝气畅达，胃气得降，则诸症自愈矣。

案三：文××，女，45岁。1971年10月3日初诊。

患者呃逆，脘痛，呕吐酸水，胸闷，少腹常有下坠感，两胁不适，脉弦数，舌苔薄白，食欲不振，四肢乏力。此由肝气上逆，脾气下陷所致。治宜升提宣达。

处方：

柴胡 6 克，香附 9 克，白术 12 克，茯苓 9 克，炙甘草 4.5 克，当归 9 克，薤白 9 克，白芍 13 克，郁金 12 克，半夏 6 克，瓦楞粉 18 克，桔梗 5 克，瓜蒌 18 克。

10 月 9 日二诊：眼药四剂，呃逆、呕吐酸水均已减轻，其他各症依旧，仍服原方四剂。

10 月 14 日三诊：诸症大减，惟少腹常感下坠。此由脾气虚而不升，虽有柴胡、桔梗之升提，尚嫌提气之药力不足。原方加生黄芪、党参，五剂。

10 月 21 日四诊：历进舒肝健胃益气之剂，各种不适之症基本消失，未再服药。

案四：陈××，女，61 岁。1976 年 10 月 4 日初诊。

主诉胃脘痛，近年来经常反复发作，胁痛胀满，食少，呕逆清水，消化不好，大便时稀时燥，四肢困乏消瘦，面色青而微黄，舌质淡，有白腻苔，呼吸气短，脉弦细。治宜舒肝理气，和胃健脾。

处方：

党参 15 克，白术 12 克，茯苓 9 克，白芍 9 克，当归 9 克，炙甘草 4.5 克，柴胡 6 克，合欢皮 12 克，青陈皮各 4.5 克，郁金 12 克，炒麦芽 30 克，神曲 15 克。

10 月 9 日二诊：服药四剂后，觉全身舒适，仍服原药三剂。

10 月 16 日三诊：食欲增加，呕逆消失，脉仍弦细，脉症无变，原方再进三剂。

10 月 23 日四诊：服上方数剂，不适诸症已先后消失，一切恢复正常。嘱其食调养，勿怒，以防复发。

按：案三、案四同属肝胃气痛，治法中就有所偏重。前一案是肝气郁逆脾虚下陷，故见呃逆、呕吐酸水及少腹下坠。后一案则为肝气横逆，而反克脾土，使脾失健运，胃失和降。因此前者宜疏肝理气升清降浊，后者宜疏肝理气，使横逆之气得以舒畅，脾虚之候得以其补，诸症自愈。

案五：张××，女，37 岁。1970 年 4 月 3 日初诊。

患者胃及两胁痛，头晕，口苦，纳食欠佳，全身无力，耳鸣，阵热，寤寐不安，心烦惊悸，舌苔薄黄，脉弦无力。从气血两虚调治。

处方：

醋炒柴胡4.5克　香附6克　白术10克　茯苓9克　杭菊12克　白芍9克　陈皮6克　青皮3克　当归9克　郁金12克　炒枣仁9克　黄芩9克　甘草3克　夜交藤24克

4月8日二诊：服药三剂，胁痛、口苦减轻，食欲未增，原方加鸡内金12克。

4月13日三诊：胃及两胁痛、头晕口苦已先后消失，现觉气短耳鸣，夜不成寐，心烦惊。原方去柴胡、香附、杭菊、郁金，加党参、珠茯神、菖蒲，三剂。

4月25日四诊：将上药服后，不适诸症明显减轻。再将上药取四剂携回，间日一剂，以资稳固。

按：肝胃气痛一症，是临床所见平易之症，根据辨证论治的精神，采取养血不滞气，疏气不耗血，虚实并治，标本兼顾。服药后，肝气逐渐舒展，营血日见充沛，是平易之症，应用不平易之方，始能逐渐恢复健康。药用醋炒柴胡、香附、郁金舒理肝气，兼治脘痛；当归、白芍、青皮、陈皮，即有养血顾其体虚，又有理气可以疏其邪结，党参、茯苓、白术、甘草、鸡内金益气和胃，健脾利湿，消食而不腻；菖蒲、朱茯神、炒枣仁、夜交藤通心窍，安心神，对身体阴阳有调和作用，并治失眠。王孟英云："肺主一身之表，肝主一身之里，内伤杂病肝病居多，如四物汤、逍遥散之类，均为妇科常用良方。但妇科疾患，肝阳偏旺者居多，四物汤中之芎归，辛温香窜，有动肝阳助火之弊，宜慎用之；至于逍遥散，前人列入治妇人病之要方，但阴虚火旺者，柴胡嫌其升，白术嫌其燥。"这段名言，有助临床多矣。

案六：秦××，女，36岁。1974年9月12日初诊。

近因感受时邪，发热，困乏，头晕痛，咳嗽，恶心，呕吐酸水，胃脘部隐痛，脉弦濡，素有胃痛病史。此次感冒引起胃痛，治宜解表化痰止咳。

处方：

荆芥6克，白芷6克，羌活9克，秦艽9克，薄荷6克，杏仁9克，炙紫菀9克，制半夏6克，云苓9克，陈皮6克，炙百部6克，甘草3克。

9月16日二诊：咳嗽、头晕痛已减，继服原方三剂。

9月20日三诊：服前药微汗，咳嗽，头痛发热等表证已消失，但呕吐酸水及脘痛未除，再进舒肝和胃健脾之剂。

处方：

柴胡6克，香附6克，白芍9克，当归9克，瓦楞粉15克，海蛸12克，党参9克，白术9克，云苓9克，鸡内金12克，荔核9克，草叩仁9克，甘草3克。三剂。

9月24日四诊：呕吐酸水逐渐减少，食欲增进。再服上方四剂。诸症消除，胃纳增加，基本痊愈。

案七：李××，女，48岁。1976年4月5日初诊。

患者胃脘痛已近数年，近因恼怒加剧，呃逆频作，泛酸，胃脘痛牵引两胁及胸背疼痛，小便色黄，大便干燥，舌质淡红，根有白腻苔，脉弦濡。此属肝郁脾虚，湿热中阻，气机不得宣降，治宜逍遥散合瓜蒌薤白汤合方加减。处方：

醋柴胡4.5克，香附4.5克，白术12克，云苓9克，甘草3克，白芍9克，半夏6克，当归9克，瓦楞粉18克，海蛸18克，瓜蒌18克，郁金15克，薤白6克，黄连3克。

4月10日二诊：服药四剂后，无其他不良反应。仍服原方三剂。

4月15日三诊：泛酸、胁痛已瘥，脉来缓和有力，嘱其回家饮食调养。

按：忧思恼怒，气郁伤肝，肝木失于疏泄，横逆犯胃，气机阻塞，因而发生疼痛。如《沈氏尊生书》所说："胃痛，邪于胃脘病也。……唯肝气相乘为尤甚，以木性暴，且正克也。"因肝性刚直性喜条达，其脉行于胸胁，郁则气机不通，其气易于犯胃克脾，故见胸胁疼痛、呕吐酸水、嗳气不舒等症。治法当以疏肝理、和胃健脾为主。案六因感时邪，引起胃痛，治法应先疏散表邪，再进疏肝解郁之剂。本例因恼怒之后而发病，如呃逆频作，泛酸水，是怒则气上，肝气上逆之故，胃脘痛牵引两胁是肝气犯胃而痛。因此，治法应以疏理肝气，肝气一平，胃脘痛自愈。后因脉觉软弱，是以肝郁日久，营血暗耗之象，应于益其生化气血之源。辨证准确，可收事半功倍之效。

案八：杨××，女，42岁。1974年7月4日初诊。

胸中满闷，两胁胀痛，胃纳不佳，大便虽溏而不畅，全身疲乏无力，舌苔白腻，脉象弦濡。此土木不和，脾胃受克，水湿不能运化所致。治宜宣郁化湿。

处方：

柴胡 6 克，香附 6 克，苍术 9 克，厚朴 6 克，瓜蒌 15 克，白芍 9 克，当归 6 克，郁金 12 克，茯苓 9 克，猪苓 9 克，甘草 3 克。

7 月 9 日二诊：服药三剂后，胸闷已解，舌苔稍退，胃纳不香，全身仍无力。原方加鸡内金、建曲各 12 克，三剂。

7 月 15 日三诊：各症依次消失，病已痊愈。

按：肝郁挟湿，两胁胀满，胃纳不香，脾失运健，湿气中阻，气机失于宣降，土木不和，脾胃受克，故治宜郁化湿数剂而收效。

案九：师××，女，44 岁。1973 年 7 月 3 日初诊。

患者素有胃脘痛病史，每于情志不畅则复发。近两月来，痛次频繁，常伴有嗳气，呕吐酸水，有时牵引胸背胀痛，胃纳不佳，舌有白腻苔，脉弦。此乃肝气郁结，胃气不和。治宜调和肝胃。处方：

醋柴胡 9 克，香附 6 克，白术 12 克，云苓 9 克，白芍 9 克，当归 9 克，甘草 3 克，郁金 12 克，瓜蒌 18 克，薤白 9 克，厚朴 6 克，陈皮 6 克，半夏 9 克。

7 月 10 日二诊：服药三剂，胸闷不适均有减轻，惟胃纳不香。原方加麦芽、鸡内金各 15 克，四剂。

7 月 23 日三诊：脘痛、呕吐，嗳气等症解除，舌腻化净，脉缓和，精神复原。隔年又会，述说胃痛亦不再复发。

按：本例肝胃气痛，情志不舒，肝气郁结，不得疏泄，横逆犯胃而作痛，呕吐酸水。如《素问》说："酸者，肝木之味也，由火盛制金，不解平木，则肝木自甚，故为酸也。" 又如《医学正传·胃脘痛》说："胃脘当心而痛……七情九气触于内之所致焉。"故本例每于情志波动后，发生脘痛、呕吐等症，治疗以疏肝解郁而收效。因此体现了祖国医学"同病异治"之法。

综观上例，肝胃气痛是由肝气偏性，脾气不足影响心下胃脘而痛。如《素问·至真要大论》说："木郁之发，民病胃脘当心而痛。"也是对本病的充分说明。

妇人诸疾，病肝失条达者居多，因而导致脾胃亦伤。是以治疗之法，勿忘责肝。肝气一平，诸症悉和。故治妇人病求之于肝，可收事半功倍之效。治肝的方法，有疏肝、泄肝、柔肝、平肝、养肝等法，但以舒理肝气、养肝阴为要。二法 每相兼为用，尝之肝气抑郁不舒或横逆克侮，其肝阴无不伤者，认为逍遥散作为治妇人病之要方，诚属有理。

略谈胃疼大都不离乎肝

中医对胃疼从肝论治，是以祖国医学的脏腑学说为依据提出来的，脏腑之间既可以相互促进，也可以相互影响，胃疼从肝论治，充分体现了祖国医学的整体观念，是符合"辨证论治"原则的。临床实践证明，由于肝胃之间有着密切的生理病理联系，故胃病不仅应当治胃而且必须治肝，治肝之法，诸如温肝、柔肝、疏肝、化瘀、行气等等，应有机地和治胃结合起来，才有助于提高疗效，如果要进一步搞清胃痛为何从肝论治，还必须深入研究其生理机制，病理变化，以及药理等方面的内在联系，并找出其中的规律性，使之得出更充分的科学论据。

有关脾胃的理论，李东垣言之最详，但历代医家，亦常多脾胃合论，直到清代叶天士，始有不同于前人的独特看法，按脾胃皆属于土，而脾为太阴湿土，胃为阳明燥土，故其辨治亦有区别，脾宜升则健，胃宜降则和，脾喜刚燥，胃喜柔润。

以脏腑而论，脾为脏、胃为腑，叶氏强调了五脏以守为补，六腑以通为补，这是总结前人实践经验"六腑者传化而不藏，以通为用"的道理在临床上的具体运用，确在实际工作中解决很多问题，大大充实和提高了李东垣有关脾胃的理论。

《内经》说："人以胃气为本"，"五脏六腑皆禀气于胃"，因为人的正气必依赖于胃气，胃气为十二经之主，胃又为水谷之海，存水谷以化生津液，血得之以荣，气得之以盈，四肢百骸得之可以丰隆，古人又称"胃为多气多血之腑"胃的功能好坏全赖胃气的推动，故喻嘉言说："胃气强则五脏俱盛，胃气弱则五脏俱衰"一般而言，不论何种疾病，如胃气不衰，虽重也容易治，预后较好，如果胃气已绝，则预后多不佳，故有"有胃气则生，无胃气则死"之说，所以历代医家把"保胃气"作为重要的治疗原则之一。

中医对胃痛亦称胃脘痛。这包括胃溃疡，十二指肠溃疡，急慢性胃炎胃窦炎，胃神经官能症等，统称为胃痛，祖国医学认为人是一个有机的统一整体，脏腑病变，有本脏自病亦有他脏影响的。

病案举例

刘××，男，57 岁。1975 年 4 月 11 日初诊。

患者上腹部不适，无喜按拒按之状，大便色黑，少腹无痛楚之苦，此由肝虚不能藏血，脾虚不能摄血，证之舌苔薄腻而白，脉沉细无力，证属气血两虚，拟进四君子汤益气、四物汤补血，药用党参、炒白术、茯苓、炙甘草益气；当归、炒白芍以补血，更以瓦楞粉、炒藕节、茜草炭以止血，连服数剂后不适各证痊愈。至于脘痛一证，有虚实寒热、在气在血之分。临证不能不详为辨析，更不能拘于"不通则痛，通则不痛"之说，概予香燥理气之剂以治之，夫胃痛之始，虽系气分受痛，然气病日久，未有不伤及血分者，叶氏谓"初病在经，久病入络"，且胃痛一证，日久最易伤阴，盖阳明燥土，得阴自安，以胃喜柔润故耳，奈理气之药，香燥者居多，香燥之品，最易劫津液，虽能取悦于一时，终致耗气伤血，贻害无穷，故非气滞湿阻阳明者，勿予轻投。

病案举例

陈××，男，57 岁。1973 年 4 月 6 日就诊。

肝郁气滞，胃脘胀疼，痛连两胁，肝胃之气，本应相通，一脏不和，则两脏皆病，说明肝胃之间有着不可分割的病理联系，胃主受纳，肝主疏泄，脾胃功能协调，必赖肝气条达，反之肝不能正常疏泄，胃即可呆滞不化，木抑则土滞，乃是二者之间不能互相为用，肝病可以连胃，因此胃痛的治疗，不但要治胃，而且还应治肝，这就为胃病从肝论治，提供了重要的理论依据，临床实践证明，胃脘痛不仅应分辨寒热虚实而且还应判明有无"肝"的临床见证，诸如胁间胀痛，嗳气返酸、呕哕冲逆，精神抑郁等，若有上述证者，不论是何种胃痛，均可采用肝胃同治或从肝论治，大多能提高临床疗效。

肝郁气滞：症候与气机，脘疼涉及两胁嗳气频作，精神抑郁，食纳减少，大便不畅，脉弦而缓，舌苔薄而兼黄，本病由肝气郁结，横逆犯胃，致胃痛连两胁，因其气机阻滞，胃气不顺，故嗳气频作，纳食减少等症丛生，若肝郁化火，则脉缓而弦，治疗方法，以疏肝理气为主，肝气条达气机畅利，胃不受侮，疼痛自止，此即治肝可以安胃的意思。常用方药：四逆散加味，若腹胀气滞甚者加佛手、木香；大便稀薄，加苍术茯苓；脘疼甚者，加郁金、香附、元胡；嗳气泛酸，旋复花、苏梗、瓦楞子粉；口多涎沫加吴茱萸、甘草；口苦苔黄加黄连、黄芩；脘疼泛酸加乌贼骨、茜草、陈皮炭、藕节炭等。

肝气犯胃：症候与病机，胃脘疼痛，喜按得温则减，呕吐清涎沫，遇寒冷则痛甚，食纳减少或得食则痛减，精神疲倦，舌质淡苔白滑，脉细缓而弦，本症多因胃虚肝寒上逆，浊阴上犯故呕吐涎沫，因胃虚有寒，故遇寒则痛甚，得温则痛减，精神疲惫，舌淡苔白，脾胃中阳不足之故。治疗方法，温肝散寒，和胃降逆，肝寒得散，胃气得顺，治肝即所以治胃，常用方药吴茱萸汤、四逆散，治肝，胃疼，呃逆，两胁胀痛胸闷。

病案举例

李××，男，57 岁。1975 年 5 月 20 日初诊。

胃痛涉及两胁、呃逆频作，精神抑郁，食纳减少，脉弦而缓，舌苔薄而兼黄，本病由肝气郁结横逆犯胃，治宜四逆散加味。处方：

柴胡 10 克，赭石 20 克，丹参 15 克，桔梗 10 克，枳壳 10 克，砂仁 6 克，香附 6 克，半夏 6 克，瓦楞子粉 20 克，鸡内金炭 9 克，干姜 6 克，陈皮炭 10 克。

5 月 26 日二诊：服上药后，感觉舒适，仍然继续服三剂。

6 月 4 日三诊：近数十日来，不适各症较前减轻　　。三剂。

6 月 8 日四诊：继服药后，病情较有明显减轻，胃病之始，虽系气分受病，然气病日久未有不伤及血分者，叶天士谓："初病在经，久痛入络，胃疼一证，日久最易伤阴，阳明燥土，得阴自安，以胃喜柔润，改理气之药，香燥者居多，香燥之品，最易劫津伤液，虽能取悦一时，终致耗气动血，贻害无穷"。近来虽无喜按拒按之情，少腹亦无痛楚之苦，证之舌苔薄腻而白，脉来沉细乏力，气血两虚已显著，香燥之剂，劫津伤阴，理气之品耗气损阳，当以四君子汤补气，四物汤补血。

党参 10 克，白术 12 克，当归身 9 克，炒白芍 12 克，炙甘草 4.5 克，茯苓 10 克，鸡内金 10 克，陈皮炭 6 克，瓦楞粉 12 克，生麦芽 12 克。水煎服。四剂。

6 月 15 日五诊：服药后不适诸症大为减轻，仍服原药。四剂。

6 月 23 日六诊：药后不适诸症，已获痊愈，为了巩固疗效，可续服十全大补丸。

病案举例：肝胃气痛

患者周××，男，43 岁。1978 年 6 月 5 日就诊。

　　肝郁气滞，涉及两肋胀疼，嗳气频作，精神抑郁，纳食不馨，脉弦而缓，治宜加味四逆散。

　　柴胡 10 克，炒枳实 6 克，杭白芍 15 克，佛手 10 克，香附 10 克，瓦楞粉 20 克，旋复花 6 克，鸡内金 10 克，甘草 3 克。两剂。

　　6 月 8 日二诊：服上药后，觉舒适继服上药。六剂。

　　6 月 15 日三诊：服上药后，不适各症逐渐痊愈。

　　肝气犯胃，多因肝气太过，郁结而犯，性情易怒，胸肋与胃胀疼，食入不化，嗳气吞酸，嘈杂或呕逆，舌苔薄黄，脉弦，善太息，至于胃脘疼大都不离乎肝，故胃病治肝，本是成法，但治肝应知肝为刚脏，内寄风火，若一味刚燥理气，则肝木愈横，胃更受伤矣。

肝郁脾弱胁痛消瘦

　　王××，男，26 岁。1983 年 5 月 11 日初诊。

　　情志抑郁，遇事易惊，善太息多虑，两胁胀满，时痛时止，逐渐加剧，食欲不佳，舌薄白，脉沉细，症由肝气不舒，络道阻滞而致脾失健运，胃失和降，脾之清气无以升，胃之重浊无由降，现以舒肝理脾为治。

　　处方：

　　柴胡 6 克，白术 15 克，茯苓 6 克，香附 9 克，白芍 6 克，当归 4 克，鸡内金 10 克，生麦芽 10 克，甘草 3 克，煨姜 0.5 克，薄荷 0.5 克，党参 18 克。六剂。

　　5 月 17 日二诊：服药后觉较舒适，仍服原药六剂。

　　5 月 23 日三诊：药后胁胀稍减，加腹皮 10 克六剂。

　　5 月 29 日四诊：服药后各症大有减轻，再服原药六剂。

　　6 月 6 日五诊：肝郁不适之症逐渐消失。

　　按：内伤杂病，肝病居多，情志之疾，以思虑悲哀郁怒为主，思虑虽能伤脾，但谋虑亦能伤肝，至于郁怒更无论矣，他如气、血、痰、食、无不与肝息息相关，肝的主要功能是"疏泄"，就是畅达无拘束的意思，人体的精神状态情绪表现，除由心主宰外，还与肝有密切关系，一般说来，人的情绪抑郁，也不宜躁怒，这是肝主条达疏泄正常的表现。反之，情绪抑郁或急躁善怒，就是肝失条达的现象。疏泄的另一种含义是帮助胃消化、吸收和输送营养；脾为后天之本，气血生化之源，脾主肌肉、四肢，其荣在唇，人体肌肉四肢都是脾的外候，人体肌肉丰满，四肢活动捷健，唇部红润，饮食良好，都是脾运化功能正常的一种表现，另外脾尚有统血摄血的作用，脾居于中焦，是升降运动的枢纽，升则上输于心肺，降则下归于肝肾，没有脾胃的升降运动，则清阳之气不能敷布，后天之精不能归藏，饮食清气无进入，废浊之物不能排出，只有脾胃健运，才能维持"清阳出上窍，浊阴出下窍"，清阳发腠理，浊阴走五脏。清阳实四肢，浊阴归六腑的正常升降运动。

湿热黄疸（二案）

案一：李××，男，31 岁。1962 年 5 月 20 日初诊。

患者有胃病史已四年多，经常反复发作。曾多次服药，虽然每次发作都得到控制，但此次发作较前为剧。右胁部痛，右上腹部剧痛，硬满拒按，呈持续性的绞痛，阵发性加剧，口苦咽干，恶心呕吐，不思饮食，身有黄染，尿少色黄赤，大便秘结，舌质红，苔黄腻，脉弦滑数。此乃湿热内蕴中焦，脾失运化，肝胆失于疏泄，胆汁横溢而发黄。温热蕴结，阻塞胆道，气血郁结，故痛而拒按。方用加味胆道排石汤，处方：

茵陈 20 克，枳壳 9 克，木香 6 克，郁金 15 克，条芩 9 克，黄连 6 克，大黄 9 克，栀子 9 克，金钱草 30 克。

5 月 29 日二诊：服上药四剂后，剧痛缓和，余症未变，仍服原方药四剂。

6 月 6 日三诊：服上药后，诸症俱减，痛减大半，惟黄染不退。于原方内加泽泻 10 克，木通 13 克，猪苓 6 克，四剂。

6 月 15 日四诊：各症悉平，黄色已退。继服茵陈五苓散十剂而愈。

案二：冯××，男，22 岁。1963 年 9 月 5 日初诊。

患者系复员军人，1962 年在新疆哈密时，曾患慢性肝炎。经住某医院治疗多日，病愈。现患者精神不振，食欲减退，巩膜及全身发黄，溺黄，大便硬，右胁痛而拒按，脉弦数，舌苔黄厚。此乃患者患慢性肝炎，忽感时令之邪而发病。体质素弱，湿遏于中，脾失健运，胆汁为湿所阻，浸淫肌肤所致。治宜清利湿热，方用加味茵陈蒿汤。处方：

茵陈 50 克，柴胡 4.5 克，条苓 9 克，栀子 9 克，枳壳 6 克，郁金 6 克，黄芩 12 克，桂枝 3 克，大黄 5 克，广木香 3 克，白术 10 克。

9 月 12 日二诊：服上药四剂后，各症均有减轻，脉弦数，舌苔稍薄。原方再进四剂。

9 月 19 日三诊：黄疸大退，胁痛已消失，食欲较前增加，脉象有缓和之势。原方去郁金，加泽泻、猪苓，四剂。

9 月 30 日四诊：黄色退净，小便清白，脉和缓有力，诸症消失。为巩固疗效，以防再发，拟服丹药。处方：

净火硝 30 克（为细末），皂矾 30 克，面粉 60 克（焙熟）。

诸药共为细末，糖水为丸，每天早晚开水冲服各一丸。

按：黄疸一症，古人很早就有记载，如《内经》说："已食如饥，但欲安卧者，一身面目爪甲尽黄。"就很清楚的把它的症状描写出来。黄为土之本色，太阴为湿土之脏。本病的发生，而多因于湿，且与脾胃有密切的关系。病理机转，系脾失健运，湿遏于中，胆汁为湿所阻，浸淫肌肤，溢于皮肤而成。后世又分为阴黄、阳黄两类，如黄色鲜明，如橘子色，伴有身热口渴，心中懊恼，为阳黄。本例是湿热遏于中，胆汁为湿热所阻，溢于皮肤的阳黄症。故在治疗上，以清热利湿的茵陈蒿汤加减而奏效。说明中医的辨证论治，探查病机是十分重要的一环。因而立法用药，运用灵活自如，收效甚捷。

痢 疾

湿热伤赤白痢、热胜湿赤痢溃、湿胜热白痢坠。

王损庵论痢专主湿热，其症里急后重，腹痛，欲便不便，脓血秽浊，或白或赤，或赤白各半；胃为多气多血之海，热为阳邪，热胜于湿，则伤胃之血分而为赤痢；湿为阴邪，湿胜于热，则伤胃之气分而为白痢，赤白相半，则为气血两虚。

祖国医学对于本病认识很早，《素问至真要大论》谓："火淫所胜，民病泄注赤白"，又谓："少腹痛，下赤白"，《素问·通评虚实论》谓："肠澼便血"，又谓："肠澼下脓血"，《难经》谓："小肠泄者，溲而便脓血，少腹痛"。《伤寒论》谓："下利便脓血"，《金匮要略》谓："下痢……圊脓血，

《千金方》则更分痢疾为 "冷" "热" "疳" "蛊" 等名称。《济生方》谓 "今之所谓痢疾者，古所谓滞下是也。《证治要诀》谓 "痢疾古名滞下，以气滞成积，积久成痢"。所谓 "肠澼"，"滞下" "下利脓血" 均是指痢疾而言，不过下利脓血，腹痛腹泻，里急后重等症状，虽然绝大部分为痢疾所有，但其他疾病，如非特异性结肠炎，亦均可出现腹疼腹泻，里急后重，脓血便等证。因此中医所称的痢疾非仅指细菌性痢疾或阿米巴痢疾，而亦应包括上述疾病所出现的痢疾症状在内，凡属结肠炎，不论其病原为何，只要出现上述腹疼、腹泻、里急后重、大便脓血等典型症状时，均列入痢疾范畴，以病理生理变化为对象，而不以病原为对象，这是中医诊疗的特点。

《内经》云："诸呕吐酸暴注下迫，皆属于热"，下迫与吐酸同言，则知属于肝热，仲景于下利后便脓血者，亦详于厥阴篇中皆以痢属厥阴经，痢多发于秋，乃肺金不清，肝木过郁，肝主疏泄，其疏散之力太过，则暴注里急，有不能待之势，然或大肠开通，则直泻下矣，乃大肠为肺金之腑，金性收濇，秋日当令，而不使泻出，则滞塞不得快利，遂为后重，是以治利，开其肺气，清其肝火则下痢自愈。

病案举例：

王××，男，38 岁。

下痢腹痛，脉稍浮弦，治以解表葛根 15 克，柴胡 3 克，生白芍 20 克，当归20 克，莱菔子 7 克，枳壳 7.5 克，甘草 3 克，车前子 3 克。二剂。

二诊：服药后下痢大减，可冀二剂而痊愈。

上论详痢之原因及治法，今特引申其说，复为详患言之，盖木虽旺于春，而其发荣滋长，实在于夏，故季夏六月为木旺之极，而肝脏属木，木过旺而侮克脾土，是以季夏多暴注下泻之证，而痢证甚少，因肺金犹未当令，其收濇之力甚微，即其时偶有患痢者，亦多系湿热酿成，但利湿清热病即可愈，是成六一散为治暑痢之良方，非所论于秋日之痢，追至已交秋令，金气渐伸，木气渐敛，人之脏腑原可安于时序之常，不必发生痢证，惟其人先有蕴热，肝木乘热恣肆，当敛而不敛，又于饮食起居之间，感受寒凉，肺金乘寒凉之气，愈施其肃降收濇之权，则金木相犯，交迫于肠中而痢作矣，是知痢之成也，固由于金木相犯，实又因寒火交争以激动，之所谓开肺清肝，原为正治之法，然止可施于病之初起，非所论于痢之已深者，统观古今治痢之方，大抵皆用之于初期则效，用之于末期则不效，令特将痢证分为数期，详陈其病之情况及治法于后。

痢之初得，时时下利脓血，腹疼后重，所下之脓则甚稠，血则甚鲜，腹疼亦不甚剧，脉之滑实者，可用小承气汤加甘草 6 克、生杭芍 10 克下之，盖方中朴实，原小开肺，大黄芍药，又善清肝，且厚朴温而黄芍凉，更可交乎其寒热以成涤肠道停滞之功，加甘草取其能调胃兼能缓肝，即以缓承气下降之力。

病案举例：

王××，男，31 岁。1978 年 8 月 3 日就诊。

大黄 4.5 克，厚朴 3 克，白芍 3 克，甘草 4.5 克。

药后效果不显著，继服燮理汤，

燮理汤：治下痢服前药未愈，亦可连服此汤，又治噤口痢。

生山药 24 克，金银花 15 克，生杭芍 18 克，牛子 6 克，甘草 6 克，黄连 4.5 克，肉桂去粗皮 4.5 克，将药煎至数十沸再入。

加减法：单赤痢加生地榆 4.5 克，单白痢加生姜 6 克，血痢加鸦蛋子 20 粒去皮，茶汁送服。

按：痢证古称滞下，所谓滞下者，诚以寒火凝结下焦，瘀为脓血，留滞不下，由寒火交战逼迫以使之下，方中黄连以治其火，肉桂以治其寒，二药等分并用，能使阴阳燮理于顷刻矣，用白芍者，伤寒论腹疼必加芍药，协同甘草为燮理阴阳之妙品，且痢证之噤口不食者，必是胆火逆冲胃口，后重里急者，必是肝火下迫大肠，白芍能泻肝胆之火，故能治之，盖肝主藏血，肝胆火戢，则脓血自敛。用山药者，滞下久，则阴分必亏，山药之多液，可滋脏腑之真阴，且滞下久，则气化不固，山药之收濇，更能固下焦之气化，又白芍善利小便，利小便以滞寒火之凝结，牛蒡能通大便，自大便以泻寒火之凝结，金银花与甘草同用，善解热毒，可预防肠中之溃烂，单白痢则病在气分，故加生姜以行气，单赤痢则病在血分，故加生地榆以凉血，至痢中多带鲜血，其血分为尤热，故加鸦蛋子以大清血分之热，自用此方以来，遇患痢者，投以此汤，则至剧者，连服数剂，亦必见效。

痢证多因先有积热，后又感凉而得，或饮食贪凉，或寝处贪凉，热为凉迫，热转不散，迨历日既多，又寝至有热无凉，犹伤于寒者之转病热，所以此方虽黄连、肉桂等分并用，而肉桂之热，究不敌黄连之寒，况重用白芍以为黄连之佐使，视此汤为燮理阴阳之剂，而实则清火之剂。

　　或问以此汤治痢，虽在数日之后，或服化滞汤之后，而此时痢邪犹盛，用山药补之，独无留邪之患，答曰：山药虽饶有补力，而性略迟钝，与参芪之近速者不同，在此方中，虽与诸药同服，必候诸药之凉者、热者、通者、利者、将痢邪消融殆尽，而后大发其补性，以从容培养于诸药之后，俾邪去而正已复，为万全之策，何至留邪，且山药与芍药并用，大能泻上焦之虚热，与痢之噤口者尤宜，是以遇痢之挟虚与年迈者，山药恒用至一两或至一两强些。

　　至于暑天热痢，宜治以六一散，前已言之，然南方之暑然兼湿，用六一散诚为至当，北方之暑热恒不兼热，且有兼燥之时，若用六一散时，当有所变通，张寿甫方用滑石、生石膏各 15 克，硃砂粉、甘草细末各 6 克，薄荷冰 2.3 克，共和匀，每服 6 克，开水送下热等，痢恒有噤口不能食者，而治以加味益元散即可振兴其食欲。

病案举例：

　　苟××，女，31 岁。1975 年 5 月 3 日初诊。

　　又有下痢或赤或白，有时赤白参半，腹疼后重，表里俱觉发热，服凉药而热不退，痢亦不愈，其脉确有实热者，此等痢证原兼有外感之热，其热实在阳明之腑，非少阴篇之桃花汤所能愈，亦非厥阴篇之白头翁汤所能愈，惟治以通变白虎汤加人参汤则随手奏效。药宜生石膏 60 克，生杭芍 24 克，生山药 18 克，野党参 15 克，甘草 6 克煎服。

　　按：痢证身热不休，服清火药而热亦不休者，方书多诿为不治，然治果对证，其热未有不退者，此诚因外感之热邪，随痢深陷，永无出路，以致痢为热邪所助，日等一日而永无愈期，治以此汤，以人参助石膏，能使深陷之邪徐徐上升外散消解无余，加以芍药甘草以理后重、腹疼，生山药以滋阴固下，连服数剂，热退而痢亦遂愈，方中之药原以芍药代知母，生山药代粳米，与白虎加人参之原方犹相仿佛，故曰通变白虎加人参汤。

　　诊查：

　　验舌：舌上无苔，或白苔为轻，或黄厚，或灰或紫绛为重，舌上湿润为顺，枯燥为逆。

　　验证：恶寒甚而发热为表邪宜发表，不恶寒而发热为内热熏蒸宜清里，便下白垢赤白垢为轻，黑垢、黑白垢、黑黄垢、五色垢、猪肝垢为重，黑暗色转鲜明色为病重，闭迫甚为实，不闭迫为虚，死如竹筒无收留赤豆汁屋漏水皆不治。

验脉：宜细小软滑，忌实数浮大，新病脉实数不为逆，五六日后脉浮大或弦劲者为险。

大承气汤治奇恒痢，或咽喉疼，或纯下清水，

生大黄 15 克，厚朴 6 克，枳实 6 克，芒硝 9 克。

兹录张寿甫治痢证上热下凉，所用之药宜上下分途，以凉治上，以热治下者，曾治张姓媪年迈五旬，于秋患痢，两旬不愈，所下赤痢杂以血水，后重腹疼，继则痢少泻多，亦兼泻血水，上焦烦热，口噤不食，闻食味即恶心欲呕，头目眩晕，不能起床，其脉浮弦重诊不实，两尺则微弱无根，一息五至，病人自觉心中怔忡，精神恍惚，似难支持，此乃虚极将脱之兆，遂急用净萸肉、生山药各一两、大熟地，龙眼肉，白龙骨各五钱，生杭芍、云苓、炙甘草，各二钱，俾煎汤两锺，分两次温服下，初服一次，心神即觉安稳，尽剂后，少进饮食，泻痢亦少止，又将原方加生地黄四钱、炙甘草三钱，煎汤两锺，分两次温服下，每服一次，送服生硫黄细末二分，半日服一剂数日痊愈。

治痢最重要药品，痢之偏热者，当以鸦蛋子为最要之药，其痢之偏寒者，当以硫黄为最要之药，此二药皆有消除痢中毒菌之力。

鸦蛋子：为苦参所结之子，服时须去其硬皮，若取皮时其中的仁破者，即不宜服，因破者服后其苦味遂出，恒令人呕吐，以龙眼肉包鸦蛋仁囫囵吞服，或用西药房中的胶囊盛鸦蛋仁。

硫黄原禀火之精气，其挟有杂质者，有时有毒，若其色纯黄，即系硫，分毫无毒，为补相火暖下焦之主药，痢疾下焦凉者，其上焦恒有虚热，硫黄质重，其热力直达下焦，而不至助上焦之虚热，且痢之寒者，虽宜治以热药，而仍忌温补收涩之品，至硫黄，诸家本草谓其能使大便润，小便长，西人谓系轻泻之品，是其性热而能通，故以治寒痢最宜。

湿热痢（二案）

案一：陈××，男，35 岁。1973 年 8 月 15 日初诊。

患者因误食瓜果而发病，初起全身发冷、头痛、骨节痛，接着发高热，腹中痛，肠鸣，大便脓血，肛门坠胀灼热，一日下痢达三十余次。每次下有少量

脓液，并有谵语，腹满痛拒按，口渴欲冷饮，舌苔黄燥而腻，脉滑数有力。此乃体内素有湿热蕴于肠胃，因食生冷瓜果而诱发，使湿热下迫大肠破坏血络而成痢疾。治宜通因通用，表里双解。方用承气汤加减。处方：

生大黄 9 克，枳实 4 克，厚朴 6 克，二花 15 克，山楂 10 克，葛根 10 克，甘草 4 克，木香 5 克，柴胡 6 克，阿胶 9 克，杭芍 10 克，当归 6 克。

8 月 19 日二诊：服药二剂后，表证已解，下痢次数减少，谵语，腹满痛俱减。惟肛门灼热未除，脉仍有滑数之象。应以前法，原方减去柴胡、葛根，再进两剂。下痢脓血乃除，腹痛、肛门灼热感消失，病愈。

按：本例痢疾，由误食生冷瓜果，使脾胃受伤，湿热蕴结大肠，外有表证，内热已重，下痢脓血三十余次且里急后重，肛门灼热更为明显，腹满痛拒按。根据内经《素问·阴阳应象大论》载"其在表皮者汗而发之"和"其实者散而泻之"之法，二法并用，表里双解而收良效。后因表解，里证未尽，仍用原方去柴胡、葛根，两剂而病除。

案二：马××，男，45 岁。1972 年 7 月 5 日初诊。

患者由饮食不节，复感湿热邪气，始则发热恶寒，壮热胸闷，腹部胀痛，下赤白黏液，里急后重，日行十余次。烦躁夜不能寐，口苦，小便赤，舌质红，脉细数。此由先伤食积，复感湿热之邪，表里俱病，气血俱伤。治宜清热利湿导滞。处方：

葛根 10 克，柴胡 6 克，白头翁 10 克，当归 20 克，白芍 20 克，焦查 15 克，枳壳 6 克，玉片 9 克，车前子 3 克，木香 5 克，莱菔子 6 克，甘草 3 克。

7 月 10 日二诊：服药四剂，发热胸闷，恶寒壮热等证已减轻，仍服原方药二剂。

7 月 15 日三诊：发热胸闷已全消失，惟腹胀痛及下痢赤白，日行次数减少，后重消失，各症好转。再服下药：白头翁 6 克，当归 9 克，白芍 9 克，枳壳 6 克，玉片 6 克，莱菔子 6 克，甘草 4 克。三剂。下痢止，食欲增加，各症俱除。

按：本例以当归、芍药为主。白芍苦平，能平肝木而遂疏泄，当归辛温，能宣肠壁血络而润肠；枳壳，玉片导气滞，车前利水湿，莱菔子能下气消食，甘草和中理脾胃。

泄 泻

王××，男，30 岁。

泄泻日久，多次治疗未愈，来院就诊。

泄泻一证《素问》虽有飧泄，濡泄、溏泄、鹜溏洞泄之名而略于辨证，经清代林珮琴参入脉证，其理始名，其谓："一曰飧泄，完谷不化，脉弦肠名，湿兼风也；二曰溏泄，肠垢污积，脉数溺涩，湿兼热也；三曰鹜泄，大便澄清如鸭屎，脉迟、溺白，湿兼寒也；四曰濡泄，身重肠鸣所下多水，脉缓腹不痛，湿自藏也；五曰滑泄，洞下不禁，脉数气脱，湿兼虚也。"五泄之外又有伤酒泄之分，伤食泄、署泄、肾泄、脾肾泄之分等。

其治疗之法，李士材有淡渗，升提，清凉、疏利、甘缓、酸收、燥脾、温肾、固湿九法。

本例患者泻泄久不止，脉沉细，身体羸弱，肠成劳瘵之候拟进扶中汤，补脾兼补心肾之味。处方：

炒白术 30 克（炒），生山药 30 克，龙眼肉 30 克。三剂。

8 月 4 日二诊：服药后，颇感舒适，继续服原药。三剂。

8 月 9 日三诊：服药后泻泄已基本止住，继服原药可告痊愈。　三剂

按：方中的炒白术健胃，生山药功能补脾胃，益肺气强肾固精，龙眼肉色赤入心，又能补益心脏，脾母旺自能荫子也。

五 更 泄

宋××，男，30 岁。1967 年 7 月 10 日初诊。

患者每于黎明时腹痛，痛后即拉肚数次，已二年之久。经多次治疗未见效，来院门诊治疗，腰膝酸软，乏力，头晕，食欲不佳，舌苔薄白，脉沉而迟。此乃肾阳不足，命门火衰，不能上温脾胃腐熟水谷。治宜温补肾阳，健脾止泄。方用六神丸加减，处方：

补骨脂 15 克，肉豆蔻 9 克，五味子 12 克，吴萸 9 克，山药 12 克，芡实 9 克，禹余粮 10 克。

7月14日二诊：服上药三剂后，食欲增加，头晕、乏力消失，泄泻较前好转。仍服原方三剂后，诸症消失，病愈。

按：泄泻是指排便次数增多，粪便清稀，甚至如水样而言。本例之病是肾阳不足，命门火衰不能上温脾胃，腐熟水谷，脾失温煦，运化失常，而致"泄泻"。《景岳全书·泄泻篇》说："肾为胃关，开窍于二阴，所以二便之开闭，皆肾脏所主。今肾中阳气不足，则命门火衰……阴气极盛之时，则令人洞泄不止。"因此治疗之法，则温补肾阳，健脾止泻，用六神丸加减，数剂而收效。

肠　痛（三案）

案一：阎××，男，35岁。1960年6月20日初诊。

患者发病前，右腿不能伸直，呕吐，大便干结，脉象滑数，舌苔黄厚。此由饮食不慎，气血壅滞，运化痞塞，化热酿毒而成痈肿。治宜活血化瘀，清热解毒为主。处方：

元参18克，条芩12克，地榆18克，麦冬18克，当归18克，丹皮10克，栀子10克，二花60克，冬瓜仁30克，甘草9克，桔梗10克。

6月22日二诊：经服上药二剂后，剧痛一阵，大便泻下数次，所泻之物尽系黏液，臭不可嗅，右下腹疼痛稍缓。仍将上药加重再服。处方：

元参30克，麦冬30克，地榆30克，当归30克，金银花60克，冬瓜仁50克，丹皮12克，桃仁10克，黄芩10克，乳香9克，没药9克，桔梗9克，甘草9克。二剂。

6月24日三诊：右下腹突起肿块已消失，痛已大减，食欲亦增，脉象和缓。继服上药，二剂。

6月26日四诊：有时仍有隐痛，脉象现弦。继服加味芍药甘草汤。处方：赤白芍各15克，元胡12克，川楝子9克，甘草9克，乳香10克，没药10克。二剂。

6月28日五诊：药后颇觉舒服，痛已全消，食欲倍增，睡眠亦好，身体复原。

按：肠痛是临床常见的急腹症。由于饮食不节，寒温失调，劳伤过度，虫积阻滞，使肠道传导失职，气滞血瘀，湿热蕴结，则形成肠痛。本例因开始热毒较盛，气阻血瘀，用清肠饮加味而见效，后继以芍药甘草汤调治，痊愈出院。

案二：张××，男，23岁。1960年7月18日初诊。

患者由饭后参加剧烈运动，突感胃腹胀痛，继以右下腹部剧痛、拒按，有时恶心呕吐，右下腹突起如鸡卵，压痛明显，右腿不能伸直，伸则痛不可忍，脉沉弦数，舌腻不甚渴。此由饭后剧烈运动，使肠胃劳累过度，而影响了肠的正常传导功能，因而导致气滞血瘀，湿热蕴结，聚而成痈。治宜加味芍药甘草汤。

处方：赤白芍各15克，元胡12克，川楝子9克，乳香9克，没药9克，甘草9克。

7月20日二诊：服上药二剂后，脉象弦数，疼痛微减，余症如前。继进加味清肠饮。

处方：金银花90克，当归40克，地榆30克，条芩9克，桔梗22克，冬瓜仁30克，丹皮10克，桃仁9克，麦冬30克，甘草9克，元参30克。二剂。

7月22日三诊：疼痛大减，无恶心呕吐，右下腹突起之肿块也逐渐消失，脉有缓和之象，仍为病邪将退之兆。将上药再进三剂，即痊愈出院。翌日后来门诊；据云；腹中胀，脉象稍迟，舌质淡苔薄白。此由邪去而正气未复，拟进益气健胃消胀之剂。

处方：生芪15克，白术9克，干姜6克，厚朴9克，砂仁3克，叩仁3克，广木香3克，大腹皮9克，鸡内金9克，建曲9克。三剂。药后胀除，消化恢复正常。

按：肠痈一症，早在春秋时期的《内经》中就有记载，汉代医学家张仲景，在所著《伤寒杂病论》中，，对肠痈的症状、诊断和治疗，作了详细的论述，创立大黄牡丹皮汤、薏苡附子败酱散等方。以后的历代医家，有的对肠痈作了专题　论述，如《辨证录》中的清肠饮，专治肠痈，腹痛拒按，右腿屈而不伸之症，更为本病积累了丰富的经验。本例肠痈是由于饭后剧烈运动，使肠胃劳累过度，影响了肠的正常生理功能，导致气滞血瘀，湿热蕴结，聚而成痈。开始用加味芍药甘草汤，疗效不佳。继改服加味消肠饮而收显效，后用益气健胃收功，亦扶正以善后也。"

案三：何××，男，35岁，中学教师。1960年7月4日初诊。

患者于去年11月间，因食生冷不洁之物，突然腹痛，诊为阑尾结核，治疗多次未效。患者右腹侧回盲部不时疼痛，在走路稍快时，该部亦有刺痛，大便多日秘结，寝则有时彻夜不眠，脉象沉弦而硬，舌质红。此由误食生冷不洁之物，使肠胃功能失运，经长期治疗，效不显著形成慢性阑尾炎。大便秘结，右下腹刺痛，仍为湿热阻滞，气血不运，治宜加味清汤饮。

处方：元参30克，麦冬24克，条芩9克，地榆24克，冬瓜仁30克，二花60克，当归24克，丹皮9克，桃仁9克，桔梗12克。

7月5日二诊：服上药二剂后觉舒服，仍服原方二剂。

7月7日三诊：右下腹痛减轻，大便虽硬而易解。仍将原方再服二剂。

7月10日四诊：诸症具减，夜卧不寐，脉象沉数而弦，拟进甘草芍药汤及金铃子合剂。

处方：赤白芍各15克，元胡12克，川楝子9克，乳香9克，没药9克，甘草9克。二剂。

7月14日五诊：睡眠亦佳，惟右下腹时有隐痛。透视后，肠道无任何病变，亦非结核，再进解毒汤二剂。

处方：杭白菊15克，二花30克，蒲公英18克，冬瓜仁30克，京石斛18克。二剂。

服解毒汤二剂后诸症消失，病愈。

按：本例阑尾炎，因发病前误食生冷不洁之物，而使脾胃失运，湿热停滞，肠失传导之能，因而导致腹痛。经多次检查治疗，效仍不显，久而湿郁热结，气滞血瘀，则右下腹剧痛，大便秘结，诊为慢性阑尾炎，用清肠饮加减，乃奏效。但因夜间不寐，而用芍药甘汤合金铃子合剂以疏肝、泄热，则肝得宣达，夜卧安矣。后经肠道透视，亦非结核，终用解毒汤二剂，各症随之消失痊愈。可是，中医治病要分清主次，即标本缓急，运用不同的治疗方法，而得到很好的疗效。

腹　痛（肠梗阻）

岳××，女，37岁。1961年8月10日初诊。

患者因腹剧痛，呕吐，气上逆，诊为肠梗阻，住院治疗。患者于晚饭后，用力持重，觉腹中不适，隐隐作痛。两小时后，疼痛较剧，用食盐炒热熨之，痛仍不解。腹皮板硬，痛而拒按，不矢气。舌苔白腻，脉沉涩。此由饭后持重，用力过猛，导致肠胃机能失调，传导失职，气血不运，结聚于肠，阻塞肠道，形成本病。治宜通肠下气，散结软坚。方用硝莱汤，

处方：莱菔切片 1200 克，芒硝 120 克，二药同煎。用水 2000 毫升煎至 400 毫升，分两次服。服药后一小时，觉腹中气向下行作响，二煎服后大便即通，泻下物很多，腹痛痊愈出院。

按：古今治疗腹痛，多以通字立法，所谓通，并非单指攻下而言。如《医学传真》说，"夫通则不痛，理也。但通之之法，各有不同。调气以和血，调血以和气，通也。下逆者使之上行，中结者使之旁达，亦通也。虚者助之使通，寒者温之使通，无非通之之法也。若必以下泄为通，则妄矣。"本例之病，因初起体质较壮，正气未损，运用古人的腑以通为用之法"中结者使之旁达"，故以硝莱汤通肠下气，散结软坚，一剂则收到速效。

蛔虫腹痛

赵××，女，40 岁。1971 年 2 月 26 日初诊。

主诉，平时大便有蛔虫，腹部时痛时止，剧痛则不可忍受，食欲减退，面黄肌瘦，四肢乏力，面有虫斑，舌苔白腻，脉象弦濡。以上脉证是由饮食不洁，损伤脾胃，运化无权，产生湿热，导致蛔虫寄生体内。如《景岳全书·虫篇》说："凡脏强气盛者，未闻其有虫，正以随食随化，虫难自存，而虫能为患者，终是脏气之弱，行化之迟，所以停聚，而渐致生虫耳。"由此可见，饮食不节、脾胃损伤、湿热内生等，是虫得以生存和繁殖的条件。治宜扶脾化湿，酸苦杀虫。

处方：生白术 l8 克，花椒 5 克，使君子 15 克，苦楝皮 10 克，陈皮 5 克，柴胡 5 克，白芍 9 克，茯苓 15 克，生米仁 15 克。

3 月 1 日二诊：服药三剂后，腹痛已减，食欲稍增，仍服原方二剂。

上药连进数剂后，腹痛消失，食欲如常，随后大便下虫几十条而愈。

按：本例蛔虫腹痛，是因饮食不节，脾胃失运，湿自内生。因而虫易生居体内，引起诸症。治疗应以健脾化湿、驱虫为主，虫去则正安，而饮食自倍；脏腑得水谷精气以养，则病愈而体强。

虫 厥

文××，男，21岁。1971年2月10日初诊。

患者形体消瘦，腹痛时作，全身发冷已数日。今因晨起，腹痛如绞，呕吐频作，口出蛔虫，饮食不进，烦躁不安，腹部膨胀，面青肢厥，舌有朱点，苔厚腻，脉象弦细。症属蛔虫内扰，法当安蛔止痛，用乌梅丸。

处方：乌梅10克，细辛2.4克，川椒3克，桂枝5克，黄连9克，黄柏9克，干姜9克，附片9克，党参12克，当归9克。

3月5日二诊：上药服二剂后，腹痛减轻，肢温厥回，膨胀亦减，食欲渐增，脉象弦细，再进乌梅丸二剂。

经服上药后，大便下虫三十余条，诸症消失，身体复原。

按：本例虫厥，因蛔虫内扰而面青肢厥。如《伤寒论·厥阴篇》指出："厥阴之为病，消渴气上撞心，心中疼热，饥而不欲食，食则吐蛔。"蛔厥者，乌梅丸主之等都说明蛔厥之证，是因病人原患蛔虫，又加之肠寒胃热，蛔虫上行钻入胆道或胃中所致。因蛔虫喜温而恶寒，肠寒则蛔虫上扰，故吐蛔而肢厥。治疗之法应以安蛔止痛，使虫静下行，疼痛自止。因此，本方酸苦辛味具备，因蛔虫"得酸则静，得辛则伏，得苦则下。"因而用乌梅丸数剂而收效，病愈而身体复健，是以本方立法之妙。

尿 血

王××，男，45岁。1962年1月24日初诊。

患者尿血已三年多，曾多次治疗，未能根治，反复发作。近因症状加剧，来门诊就医，小腹部痛，尿道有灼热感，小便微涩，西医诊为尿结核。脉象沉弦而紧，舌质红。此由热蓄肾与膀胱，损伤脉络而为尿血。治以滋阴清热，止血为主。

处方：生地炭12克，生山药12克，阿胶15克，白茅根24克，茯苓9克，蒲黄9克，黄柏5克，滑石9克，白芍4克，乳香6克，没药6克。

1月27日二诊：服上药三剂后，感觉舒服，小便下血、小腹痛均有减轻，脉仍沉弦。药中其病，原方再进二剂。

1月30日三诊：连服上药后，小便清长，腹痛、尿血痊愈。以后隔月随访，未再复发。

按：尿血是小便中混有血液，或血块夹杂而下，多无痛感。故一般痛为血淋，不痛者为尿血。尿血在《内经》称"溲血"或"溺血"，如《素问·气厥论》云，"胞移热于膀胱，则癃溺血。"《金匮要略五脏风寒积聚病》说："热在下焦则尿血。"本例是因热蓄肾与膀胱，损伤脉络，血随尿下，而成尿血。治疗以清热泻火，滋阴止血为主，佐以利尿。方中黄柏能清下焦之火，生地、阿胶、白茅根、蒲黄滋阴而止血，白芍以敛其阴，山药健脾而固肾，茯苓、滑石通利小便使其热从小便而解，乳香、没药调和气血而止腹痛，诸药合用为清热止血，利尿之剂。

遗 尿 症

患儿七岁，先天禀赋不充，自幼哺乳不足，形瘦面黄，经常遗尿，气虚不摄，膀胱失约而成，法当益气固涩。

处方：党参9克，炙黄芪6克，煅牡蛎9克，益知仁9克，怀山药9克，炒白术6克，炙甘草3克，桑螵蛸9克，复盆子9克，金樱子9克，菟丝子9克。两剂。

复诊：服药后中间两夜未遗尿，仍服原药。两剂。

水 肿（二案）

案一：刘××，男，28岁。1975年3月8日就诊

巢元方谓：水病者，由脾肾俱虚不能宣通水气，脾虚不能制水，故水气盈溢渗溢皮肤流遍四肢。按之即起者为水肿，按之陷而不起者为气肿，究之气行水即行，水滞气亦滞，可以分，可以不分，只以阳水阴水为分别，小便自利口不渴属寒，名为阴水；小便短缩，口渴属热名为阳水。《内经》云：肾为胃之关，关门不利，故聚水以从其类，关门的不利，由阴中无阳，故气不化水，道不通溢而为肿，治宜壮命门之火，滋肾中之水，水道自通，肿胀之疾瘳矣。方

以金匮肾气丸出入培其本，治水者先治气，益气则水自化；治气者亦当先行水，以水行气亦行。张景岳谓："肿胀之病……气水二字足以尽之……故治水者当兼理气""气化则水自化"行气治水率以五皮饮为第一方，盖此方妙在以皮治皮，不伤中气。

茯苓皮、生姜皮、去腹中停水，而陈皮理气，桑白皮泻肺，配大腹皮下气，使气行水散，肿胀自消退，腰以上肿者，邪在于表，宜开鬼门法。令其汗出肿消，用五皮饮，苏叶、秦艽、防风各4.5克发汗；腰以下肿者，邪在于里，宜洁净府，令其溺长湿去肿消，用五皮饮加泽泻、赤小豆、木通、车前子、草薢、防己各4.5克以利其水；如脉沉迟口不渴，便自利，此为阴水寒水，宜益火之源以消阴翳。肉桂木香之属，以去其寒而肿胀即退；如脉沉数烦渴，面赤便闭者为阳水，用五皮饮加黄柏、黄芩、滑石、木通、车前、麦冬、连翘之类各4.5克以解其热，肿胀亦消。

按：本例在治水肿方面拟以五皮饮为主，以皮治皮，不伤中气，盖肾为水之本，肺为水之标；脾为水之制，肺虚不能通调水道，肾虚不能通阳化水，脾虚则堤防不固，以致水湿泛滥横溢，走窜脾肾之经，遂使遍体面目浮肿，苔薄腻，脉沉微，治宜宣肺温肾而固堤防。

案二：夏××男，17岁。1967年8月14日初诊。

患者发病前反复感冒，面部㿠白，眼睑及下肢浮肿，四肢疲乏无力，腹胀，小便短少，腰腿酸困，咳吐痰涎，病程已年余。经检查确诊为慢性肾炎。最近，小便短少，腰痛，下肢浮肿，脉沉细，舌淡，苔薄白。此系反复感冒，脾肾功能失调，气阳虚损，使体内的水精散布及气化功能发生障碍，形成水肿。方用五皮饮合苓桂术甘汤加味治之。

处方：陈皮6克，桑白皮6克，云苓18克，大腹皮12克，桂枝5克，白术15克，猪苓12克，泽泻9克，车前子18克。

8月16日二诊：服上药三剂后，小便稍增，痰涎少，其他各症依旧。再进三剂，以观疗效。

8月19日三诊：经连服上药数剂，小便增多，脉仍沉细。此由肾阳虚损不能化气，使水泛滥，用八味肾气丸再服。

处方：熟地24克，山药15克，萸肉12克，丹皮6克，泽泻9克，云苓12克，附子9克，桂枝4克。三剂。开水煎服。

8月24日四诊：服肾气丸三剂后，尿量大增，腰腿酸困减轻，腹胀肢肿逐渐消退，脉沉缓，仍以八味肾气丸再进三剂。

8月29日五诊：连服八味肾气丸后，诸症消失，小便清利，脉有缓和之象。因本人要求出院回家休息治疗，改用济生肾气丸取10盒，为稳定病情以资缓图。后访，经用丸药后，再未复发。

按：水肿的致病原因是多方面的，但从中医的观点来看，肺、脾、肾三脏功能减弱和彼此失调，是引起水肿的重要原因。如《诸病源候论·水肿病诸候》云："水病无不由脾肾虚所为，脾虚则水妄行，盈溢皮肤而令身体肿满。" 所以本例之病由于平素反复感冒，使肺失宣降，影响脾肾的水精输布和蒸化，因此久而累及脾肾形成水肿。张景岳说："水肿，其标在肺，其制在脾，其本在肾。"因此，本例开始治其标，以苓桂术甘汤合五皮饮治疗，逐渐好转。但因其本在肾，后用金匮肾气丸以温补肾阳，使肾阳足而能温煦脾阳。故以肾气丸(改汤)服数剂后小便大增，诸症好转，肿胀全消。

齿　衄

陈××，男，26岁。1982年5月11日初诊。

《景岳全书》指出非外伤性血从齿缝牙龈中出者，多因过食辛辣炙烤，以致胃腑积热，症见口臭便秘，苔黄腻，渗出血多，治宜清胃泻火，或因肾阴不足，虚火上炎，症见龈不红肿牙浮动而微痛，渗出血少而淡，治宜知柏地黄汤加减。

熟地15克，麦冬15克，牛膝12克，知母6克，生石膏10克，黄柏6克，焦芥穗6克。六剂。

5月18日二诊：服药后觉舒适，继服原药。

按：血从齿缝中出者，因过食辛辣炙烤之味，致胃腑积热，症见口臭便秘，脉弦数，药宜生石膏、知母、黄柏以清阳阴之热，牛膝以折上逆之气，熟地、麦冬以滋下焦之阴，使阳明之燥平，冲脉之炎熄，又宜继服三剂以固疗效。

鼻　衄（三案）

案一：淡××，女，46 岁。1981 年 6 月 12 日初诊。

因鼻血阵作来院就诊，舌质红苔黄燥，口苦，脉数苁。

鼻为肺窍，鼻根上接太阳经脉，鼻孔下夹阳明经脉，内通于肺，以司呼吸，乃清虚之道，宜通不宜塞，且出气不宜出血，《灵枢·百病始生篇》云："阳络伤则血外溢，血外溢则衄血；阴络伤则血内溢，血内溢则后血"，伤于阳络者多为吐血、咯血、衄血；伤于阴络者多为尿血、便血、或阴道出血。

《金匮》云："热伤阳络则衄血，热伤阴络则便血，阴络在躯体之内，为脏腑膜油之脉络，内近肠胃，故主便血；阳络在躯体之外，肌肉皮肤脉络之血，从阳分循经而上则干清道而为衄。

太阳主升，春夏阳气，本应开发，若一郁闭，则邪气壅而为衄，其证鼻塞头痛，寒热昏愦，或由素有郁热，应春夏开发之令而动，或由时邪攻发而动，又有伤塞失汗，邪无出路，由血分泄而为衄，此名"红汗"。可知太阳之气，不得泄于皮毛，则发为"红汗"，即可知太阳之热，不得发越于外者，必逼而为鼻衄。太阳之气，外主皮毛，内合于肺，欲治太阳之衄者，必以治肺为主。

阳明主阖，秋冬阴气，本应收敛，若有燥火伤其脉络，热气浮越，失其主阖之今，逼血上行循经脉而出于鼻，其证口渴、气喘、鼻塞、孔干、目眩发热，或由六气之感，总是阳明燥气，合邪而致衄血，盖阳明本气原燥，病入此经，无不化而为燥，治法总以平燥气为主。

鼻孔流血，较之口中出血者为轻，吐血犯胃，而衄血犯肺，胃为浊道，则五脏受损，犯清道则肺一脏之逆，治法：凉肺、清肺，二剂而火降衄止。

处方：生地 40 克，麦冬 80 克，元参 50 克，牛膝 15 克，甘草 10 克，仙鹤草 24 克，阿胶 15 克，焦芥穗 10 克，白茅根 20 克。二剂。

按：吴云峰云：鼻衄者，血从经络中渗出而行清道……由山根以上，晴明以次而来，其穴乃手足太阳，足阳明，阴蹻阳蹻五脉之会，及冲脉交会其间，可见诸经皆能为衄，不独肺胃而然。此案之鼻衄，即因诸火激越肝火上逆充斥肺窍使然，苔黄、脉苁，均系阳证，故以凉肝清肺之法，二剂火降衄止。

案二：周××，女，13 岁。1984 年 1 月 13 日初诊。

《素向玄机原病式》谓：衄者，"阳热怫郁，干于足阳明而上热等，则血妄行为鼻衄"，本例肺热上壅，症见鼻衄，而鼻孔干燥，咳嗽痰少，发热纳呆，眩晕心跳，大便干，面色㿠白，苔黄燥，脉细数，治以养阴清热凉血。

处方：生地 15 克，麦冬 12 克，桑叶 9 克，元参 15 克，藕节炭 20 克，炒黄芩 9 克，黑栀子 10 克，牛膝 6 克，甘草 3 克，阿胶 9 克，丹皮 6 克，白芍 6 克。

按：《灵枢·百病始生篇》云："阳络伤则血外溢，血外溢则衄血"。该患者为温邪犯肺，热邪上扰清窍，灼伤络脉，因而衄血不止，失血过多则心悸气短，肺与大肠相表里，肺津伤则口干，苔黄燥，皆系热伤津液之征，治宜养阴清热凉血为宜，方中重用生地、麦冬、元参以清热，藕节炭黑栀子阿胶以止血，牛膝引血下行归血海；丹皮、白芍滋阴清热；桑叶、黄芩解表热。

案三：李××，男，12 岁。1983 年 5 月 30 日初诊。

鼻衄血已半年多了，初得头痛、遍身困、发热、口渴，经治疗后，头及遍身疼痛已愈，过了半月，忽然鼻衄血不止，心悸气短，发热口渴，大便干，小便黄，面色㿠白，皮肤扪之烙手，脉细弱，证属时邪、热邪上犯清窍，灼伤阳络，迫血上行而为衄证，治以养阴清热凉血。

处方：生地黄 15 克，元参 24 克，麦冬 30 克，焦芥穗 6 克，藕节炭 20 克，白茅根 15 克，牛膝 10 克，甘草 3 克。六剂。

6 月 5 日复诊，前方服六剂衄血止，发热退。仍服上药。 五剂

按：《灵枢·百病始生篇》云："阳络伤则血外溢，血外溢则衄血"。该患者为时邪犯肺，肺开窍于鼻，温邪上扰清窍，灼伤络脉因而衄血不止，失血过多则心悸气短，肺与大肠相表里，肺津伤则便秘，口渴苔黄皆热伤津涸之证，治疗大法，以养阴清热凉血为宜，即壮水以制阳光，方中重用生地、元参、麦冬益阴，壮水之制大凉血，藕节炭、白茅根、焦芥穗凉血止衄，牛膝引血下行，有缓和疼痛之效。

紫癜治验

李某，女，18 岁，于 1982 年 5 月就诊。

患病已半月，眩晕，发热，周身酸困，心烦，面赤目红，双下肢有点状血

斑，疼痛瘙痒，齿龈及鼻腔出血，舌质红，苔薄白，脉浮数。医院化验血常规，血小板 3.4 万，西医诊断为"血小板减少性紫癜"，中医诊断："肌衄"，此乃风热之邪侵入营血，化火灼伤血络，治疗以祛风解热，凉血止血，处方：荆防四物汤加减。

荆芥 10 克，防风 10 克，当归 10 克，川芎 10 克，生地 15 克，赤芍 10 克，丹皮 10 克，蝉衣 6 克，玄参 10 克，茜草 10 克，黄连 6 克，甘草 6 克。三剂。

二诊：服完三剂后，齿龈鼻衄已止，下肢出血点消失大半，仍服原方。

三诊：前方总共服 5 剂后，出血点已消失，无下肢痒痛，经验血小板上升至 11 万。

按：衄血《金贵要略》认为：皆属阳经之病，提出泻火之法，并有"衄家不可发汗"之戒，恐重竭其阴。《张氏医通》认为："衄血种种，各有所从；不独出于鼻者为衄"。《诸病源候论》认为本病是由伤寒、时气、温病引起。指出："表证，未解，毒气，不散，烦热而渴，渴而不饮，表虚里实，故身体发斑如绵纹。"《景岳全书·杂证谟·血证》："衄血之由内热者，多在阳明经，治当以清降为主，微热者，宜生地、芍药、天冬、元参等。

经验体会：治疗本病应掌握 3 条基本原则：一为治火，实火宜清热泻火，虚火宜滋阴降火；二为治气，实证当清气降气，虚证当补气益气；三为治血，应根据血热妄行，血失统摄，血脉瘀阻等情况酌情施予凉血止血，收敛止血，活血止血等方药。治疗紫癜的共同点在于血止斑消为治疗的第一目的，血止后方考虑善后调理。

经来量多色淡

张××，女，28 岁。1960 年 10 月 8 日初诊。

自述经行多年无异常，近半年来经行不规律。这次月经来潮，量多色淡，纳少疲乏，气短懒言，四肢倦怠，身重自汗，头昏眼花，腰腿酸困，面无华色，唇舌色淡，脉沉细。证属气血双虚，气虚者不能摄血，脾虚不能统血。治宜加味八珍汤，气血双补。

处方：炙黄芪 18 克，党参 12 克，白术 12 克，云苓 9 克，当归 12 克，熟地 12 克，白芍 9 克，川芎 3 克，炙草 4.5 克，生姜 3 片，大枣 4 枚。

10月4日二诊：服药四剂后，饮食增加，气短乏力减轻，仍服原方四剂。

10月19日三诊：气短懒言，乏力等症大减，脉转缓和。将上药再取四剂，隔日一剂，服完停药。隔月来诊，诉说病已痊愈，亦不再服药。

按：气血两虚之症，补气血必从脾胃着手。因脾为后天之本，气血生化之源，脾胃健运，消化旺盛，血有化源。方中党参甘温扶脾养胃，补益中气；白术健脾，扶助运化；茯苓淡渗，健脾利湿，甘草甘温，补中和胃；熟地滋肾补血，以养胞宫，当归补血养肝，白芍养血和营阴，川芎活血行气，更用姜枣，调和营卫，使气血互相生长。

经行先期胸胁胀痛

边××，女，26岁。1963年4月6日初诊。

自述经行先期，超前而至，头晕，两胁胀痛，口苦，乳房发胀，纳差，脘腹不适，口燥咽干，疲乏无力，舌苔发黄，脉弦而虚。此乃肝郁血虚有热所致，方用逍遥散加减。处方：

柴胡6克，香附6克，郁金12克，白术12克，合欢皮12克，薄荷4克，云苓9克，当归12克，白芍12克，丹皮6克，山栀9克，乳香6克，没药6克，姜三片，枣三枚。

4月10日二诊：服药三剂后，头昏、两胁胀痛、乳房胀痛大减，脉转缓和。此乃药中病情，再取原方四剂。服完后来门诊，诸症消失。

按：本例经行先期，是肝郁血虚挟热，故使经血失其常度，超前而来。治疗之法，当以舒肝解郁、养血清热的丹栀逍遥散加味，其效甚显。方中香附、柴胡、郁金疏肝解郁，顺其条达之性，开其郁遏之气；白芍和营以养肝，当归补血，茯苓、白术、甘草健脾补中，助以少量姜薄加强疏肝解郁之功，丹皮、山栀清热滋肾育阴。

倒　经

孙××，女，18岁。1974年12月10日初诊。

患者素性急躁，经来之前，胁腹胀痛，出现鼻衄，衄量甚多，心烦易怒；

继则月经来潮，常伴有口苦，耳鸣，舌淡红，苔黄，脉弦数。症系肝郁化火，血随火动上逆所致。患者平素性急，心烦易怒，口苦耳鸣，脉弦数，实由肝阳上逆，肝郁热盛，血为热迫上逆，故使衄血。治宜平肝解郁，凉血降逆。

处方：龙胆草9克，黄芩9克，焦栀7.5克，生地炭18克，元参18克，白茅根15克，牛膝9克，甘草3克，丹皮9克。

12月4日二诊：服药三剂后衄血止，各症消失。

按：本例由肝郁化热，热迫血上溢。故治法，如《素问至真要大论》说："高者抑之的原则，佐以所利，和以所宜。"方用龙胆草清肝泄热，黄芩、焦山栀助龙胆草以泄肝热，元参、丹皮、生地凉血清热，藕节、白茅根消血热而止衄血，牛膝引血下行以通经。方中药味虽少，但辨证明确，立法用药甚精，故收效较速。

经行后期腹痛

梁××，女，29岁。1972年4月10日初诊。

患者经行后期，少腹胀痛，气短，精神不振，纳谷不香，月经挟有小血块，少腹疼痛拒按，舌苔白腻，脉沉迟。此乃气虚血瘀之象，治宜益气健脾，温经化瘀。

处方：炙黄芪18克，当归15克，小香9克，川芎5克，白术12克，元胡9克，灵脂9克，桃仁9克，红花9克，官桂6克，蒲黄9克，乳香9克，没药6克，甘草3克，陈皮9克。

4月14日二诊：服上药四剂后，少腹疼痛大减，经行通畅。余症无变，原方再进三剂。

4月19日三诊：气短，腹胀均已消失，食纳增加，苔腻退薄，脉有冲和之象。此乃血瘀欲去，原方去乳香、没药，再进四剂。

4月24日四诊：腹痛消失，各症大减，暂停药。6月10日患者因串亲来门诊，自述月经按期而至，其他诸症已愈，亦未复发。

经行先后无定期

张××，女，30岁。1973年7月12日初诊。

患者近几月来，经行断续，或前或后，血量或多或少不定，色淡，乳房胀痛，胸闷不舒，头晕，眼发花，腰酸乏力，舌淡苔白，脉沉弦。此为肝郁肾虚，肝藏血，肾主胞宫，二脏失可，导致月经紊乱。治宜疏肝解郁，益肾养血。

处方：当归12克，白芍9克，熟地12克，枸杞9克，寄生12克，柴胡9克，香附6克，山药10克，杜仲10克，菟丝子6克。

7月17日二诊：服药四剂后，无其他不良反应，仍服原方六剂。

8月15日三诊：连服上药，这次月经按期来潮，各症大减。嘱每月经期服原方三剂，以善其后。

按：傅青主云："经水断续，或先或后，无定期者，人以为气血之虚也，谁知是肝肾之郁呼"。本例是肝郁肾虚，月经不按期来潮，或前或后。因肝藏血而主疏泄，郁怒伤肝，肝气抑郁，则肝之疏泄失常；肾虚不足，则精髓不充，胞宫失养，导致气血不调，月经紊乱，不按期而潮。药用当归、白芍、熟地滋肾养血，枸杞、杜仲、山药、寄生、菟丝子补肾而壮冲任，柴胡、香附疏肝解郁。临床治病方不在大小，药味不在乎多少，只要辨证准确，方能收到满意的效果。

治妇人经闭

香附10克，益母草12克，鸡血藤15克，当归10克，泽兰叶6克，川芎6克，柏子仁9克，红糖10克。

一般认为经闭有血枯、血瘀、寒凝、气滞四个情况，因此定补血，行瘀、温中、解郁等方法，立出不同类型之方剂，而实际上病患往往不是单纯由于一个病因所引起，血枯也许兼有气郁，气郁或许兼有血瘀，不能片面看问题，如审因不正确，以药试病，自不易中肯，就认为经闭，行气，化滞四种，方法随所见证状而配合，很有疗效，如身体坚实，证见腹痛，有块痛拒按，可于本方中加牛膝、莪术、红花，行血化瘀，不伤正气，用之多效，凡虚损劳瘵，先天不足，发育不全者，便非此汤所宜。

气虚血崩

杨××，女，48 岁。1974 年 10 月 20 日初诊。

患者平时体弱多病，近因家务劳累过度，阴道大量出血；面色苍白，疲乏懒言，气短自汗，小腹重坠，食欲减退，语声低微，舌淡苔白，脉沉细弱。症属气虚不能摄血，脾虚不能统血所致。治宜大补气以摄血，健脾扶中以统血。

处方：生黄芪 30 克，党参 24 克，白术 24 克，生地 30 克，阿胶 24 克，炙草 6 克，仙鹤草 18 克，藕节炭 30 克。

二诊：服上药三剂后，阴道出血大减，继服原药四剂。

三诊：出血已止，食欲佳，脉和缓，续服归脾丸以巩固疗效。

按：盖血之暴脱，由气虚失统帅之职。方中之黄芪、党参大补元气，以摄血；继用白术、甘草以扶中健脾而统血，次用各种炭剂以助固涩之功。要知治疗崩漏之步骤，初用止血以塞其流，继用清热或温化以澄其源，后则补气补血以复其旧。若仅塞流而不澄其源，则病邪不除；若澄源不复旧，则正气不复。故本末不遗，步骤不紊，其病乃治。根据临床观察，崩与漏在病势上虽有轻重缓急之分，但在发病过程中，二者又可以相互转化，由崩而漏者，系崩症之延久，气血之耗伤，必致成漏。由漏而崩者，为病症加剧，病势日进，亦能致崩。更由于出血量时多时少，常无固定。因此崩与漏不可截然划分，所以在临床中统称崩漏。

崩　漏（二案）

病案一：郭××，女，28 岁。1984 年 1 月 7 日初诊。

患者在本年冬 12 月内小孩子满月后，在家休息时，头昏腰酸，纳呆疲乏，心跳气短失眠，阴道下血，淋漓不净，色紫有块，曾服中西药多剂不效，继则进行刮宫术后，有少量的阴道下血，继则如崩，面色苍白，舌淡白，脉沉细，症属气虚不能摄血，脾虚不能统血，主统失职，治宜益气血以固冲。

处方：生黄芪 24 克，党参 14 克，炒白术 15 克，阿胶 10 克，炒枣仁 12 克，柏子仁 10 克，蒲黄炭 10 克，麦冬 12 克，藕节炭 15 克，柴胡 4.5 克，炙甘草 3 克。四剂。

1 月 11 日二诊：服药后觉舒适仍服原药。四剂。

1 月 15 日三诊：服药后气短心跳减轻仍服原药，但纳食不佳，加鸡内金 10 克。四剂。

1 月 21 日四诊：药后胃纳依旧，加焦山楂 12 克。六剂。

1 月 28 日五诊：食欲增加，仍服原药。六剂。

2 月 6 日六诊：继服上药后不适各症先后痊愈。

按：妇科病和气分有重要关系，如发育不全，有关经候不调，不孕等证，有关脏腑气滞，因气为血帅，许多血病是由气机之失调而引起的，如郁则血滞，气虚则血脱，气升则逆而上衄，气陷则血随而下崩，所以治妇人产后诸证，傅青主言之最详："凡病起于气血之衰，脾胃之虚，而产后尤甚"。是以丹溪论产后必以大补气血为先，虽有他证，以末治之，斯言尽治产之大旨，非真置他症于不问，只是调气和血为本，而他证第从其末耳。产后忧惊劳倦，气血暴虚，诸证乘虚易入，如有气，毋专耗散，有食毋专消导，热不可用芩连，寒不可用桂附，寒则血块停滞，热则新血崩流。至若中虚外感，见三阳表证之多，似可汗也；在产后而用麻黄，则重竭其阳。见阳明腑证之多，似可下也了；在产后而用承气，则重坠阴血。耳聋胁痛，乃肾虚恶露之停，休用柴胡。谵语出汗，乃气弱似邪之证，非同胃实。厥由阳气之衰，无分寒热，非大补不能救逆而回阳；痉因阴血之亏，不论刚柔，非滋荣不能舒筋而活络。乍寒乍热，发作无期，证似疟也，若以疟治，迁延难愈；言语无伦，神不守舍，病似邪也，若以邪治，危亡可待；去血过多，而大便燥结，肉苁蓉加于生化，非润肠承气能通；去汗过多，而小便短涩，生化汤佐用参芪，必助液生津，是赖加参、生化汤频服，救欲绝之阳；长生活命丹屡用，进垂危之谷；癫疝脱肛，多是气虚下陷，进补中益气之方；口噤拳握，乃因血燥类风，加参生化之剂；怔忡惊悸，生化汤加以远志；似邪恍惚，安神丸助以归脾；因气而闷满虚烦，生化汤加以木香为依；因食而嗳酸恶食，六君子加麦曲为良。至若苏木、莪、青皮、枳壳，一应耗气破血之剂，汗吐宣下之法，只可施诸壮人，非所宜于产妇。大抵新产之后，先问恶露如何，块痛未除，不可还加参术，腹中痛止，补中即可无疑。至若亡阳脱汗气虚喘促，频服加参生化，是从权也；又如亡阴，火热血崩厥晕，速煎生化原方，是救急也。王太仆曰；"治下补下，治有缓急，缓则道路远而力微，急则气味厚而力重，故治产当遵丹溪固本，服法宜效太仆以频加，凡付生死之重寄，须注意于极危，欲求俯仰之无亏，必存心于爱物，此虽未尽产证之详，所列各证皆援治验为据，所未必无小补云"。

病案二：袁××，女，50岁。1984年4月30日初诊。

主诉：平时身体尚好，近来因家务劳累过度，纳食较少，语声低微，两腿困乏无力，精神疲惫，两手脉来沉细无力，舌苔淡红，肝肾兼虚，冲任受损，导致阴道流血甚剧，遂采用固冲汤。

处方：生黄芪24克，党参20克，白术30克，杭白芍15克，煅龙牡各20克，净萸肉20克，海螵蛸12克，茜草9克，棕边炭6克，柴胡1.5克。两剂。

5月4日二诊：服药后流血大减，但觉头稍昏微痛，于原药中加杭菊10克、白芷6克。两剂。

5月7日三诊：服药后，头晕疼均减，但胃纳不佳，加鸡内金9克。三剂。

5月11日四诊：服药后胃纳加餐，崩漏以及不适之症已消失，并嘱续服归脾丸以防复发。

按：崩漏是妇女不规则的子宫出血，即《诸病源候论》说："血非时而下，淋漓不断，而成漏下"，"忽然崩下，谓之崩中"。是气不摄血，妄行无度，理气本是治疗的正法，因"气为血帅"调气则血不妄行，凡是血病，气无不先病者，血之妄升妄降，何一非气先不和而致，且气火之所以动者，原于肝肾阴虚，不能涵阳，况复脱血，下虚益甚，不可极予升提，动摇本根，以防不测之变，前贤论东垣升柴之法，谓利于脾胃之阳虚，而最不宜于肝肾之阴虚，极为精切；盖崩漏病证之形成，当由脾肾两虚，冲任失调，营卫不和，气血两虚，根据临床观察，崩与漏在病势上虽有轻重缓急之分，但在发病的过程中，二者可以相互转化。"由崩而漏者，系崩证之延久，气血耗伤而成漏下。由漏而崩者，为病证之加剧，病势日进，亦能致崩"。因此，崩之与漏，不易截然划分，因之在临床上常是统称为崩漏。

本例患者，年进五旬，在上月患漏不绝，易医屡矣，服药乏效，精神疲惫，情绪苦闷，经服衷中参西录的固冲汤二剂后，崩漏大减，因头稍有晕疼，在原药内稍事增损即行痊愈。

经漏不止

刘××，女，35 岁。1968 年 5 月 3 日初诊。

漏下淋漓不止，血色鲜红。先由劳累，脾胃俱损，四肢无力，肝脾两亏，藏血、统血两脏失职，面色萎黄，脉来细小，腰骨痠痛。治从心脾肾三经调理，方用归脾汤加味。

处方：炙黄芪 18 克，党参 15 克，白术 l0 克，茯神 9 克，酸枣仁 9 克，元肉 9 克，木香 3 克，炙甘草 4.5 克，当归 9 克，远志 4.5 克，柴胡 6 克，焦栀子 9 克，杜仲炭 10 克，阿胶 18 克，姜三片，大枣三枚。

二诊：服药十剂后，诸症皆愈，经漏亦止，身体复原。

按：本例由劳累过度，损伤心脾所致。脾为气血之化源，又主统血。脾虚失其统摄，则妇人月经淋漓不断。方中当归补血补气生血，使气固生充；元肉、枣仁、远志养心安神，木香理气醒脾，使补而不滞；柴胡升提气血，焦栀、阿胶固脱止漏，姜枣调和营卫。心脾俱补，气血乃旺，血流自止。

妊娠积聚

潘××，女，42 岁。1964 年 3 月 20 日初诊。

患者身怀有孕已五月有余，经常脘腹胀痛，大便不畅，时觉困难，小便少，食欲减退，纳食后更觉胀满，精神不振，四肢疲乏无力，面色㿠白，舌苔厚腻，舌边有瘀点，少腹右侧刺痛，按之痛剧，脉沉弦滑。此由肝郁气滞，痰阻血瘀所致。治宜行气导滞，消积化瘀为主。

处方：当归 10 克，赤芍 5 克，桃仁 6 克，红花 6 克，柴胡 9 克，香附 9 克，党参 9 克，白术 10 克，枳壳 6 克，腹皮 9 克，泽泻 9 克，杜仲 9 克，甘草 4 克，莪术 6 克。

3 月 14 日二诊：服上药三剂后，脘腹胀满稍减。原方去莪术，加厚朴、麦芽，四剂。

3 月 20 日三诊：各症俱减，饮食增加，大便渐觉通畅。原方去红花、桃仁，加黄芪、木香、菟丝子，六剂。

4月1日四诊：诸症消失，惟胎动不安，是因病邪去而正气未复。宜调补气血，以固胎元，继服八珍汤五剂，以善其后。

按：《素问·六元正纪大论》云："妇人重身，毒之何如，有故无殒亦无殒也……大积大聚其可犯也，衰其大半而止。"本例以内经治疗原则为准，以攻补兼施。桃仁、红花、莪术，本在孕妇禁例。但辨证时抓住了气滞血瘀是本例的主要矛盾。不导气而积不通，不消瘀而瘀不散，则痛不止、胀不消。所以前方以扶正祛邪，邪祛大半则以调养气血以固胎元。可见中医的辨证论治，灵活掌握，不可拘泥。

妊娠期肠痈

王××，女，27岁。1976年3月8日初诊。

妊娠已三月余，阵发性的右下腹痛。开始时痛不甚剧，发热恶寒，三小时之后，痛势剧烈，右腿不能伸直，脉象弦数，舌苔黄腻。治宜清利湿热，行气止痛。方用清肠饮。

处方：当归9克，杭芍18克，生地15克，蒲公英18克，二花20克，枳壳6克，黄芩9克，连翘12克，栀子9克，木香6克，甘草3克，香附18克。

3月10日二诊：服药二剂后，腹痛较缓，胃纳不好。原方加鸡内金9克，二剂。

3月13日三诊：腹痛消失，食欲较好，再以下药调理：

当归9克，白芍12克，生地12克，白术9克，香附9克，甘草3克，鸡内金9克。

服药后，病转痊愈。

按：诸浮数脉应当发热，而及洒洒恶寒，若有痛处，当发其痛。本例开始发热，继之恶寒，右下腹剧痛，右腿不伸，诊为肠痈。肠痈者，由寒温不适，喜怒无度，使邪气与营卫相干，在于肠内，与热加之，血气蕴积，结聚成痈。因此用清肠饮加减治之。以清热解毒，理气活血而获痊愈。

妊娠子痫

陈××，女，36 岁。1967 年 4 月 20 日初诊。

怀孕已六个月，突然抽搐，昏迷，牙关紧闭，喉中痰鸣。据其家属言，患者发作前感不适，胎动不安，心烦口苦，失眠、头晕等。经治疗未效，至今突然发作，诊脉弦而　滑数，舌质红，苔黄。此由肝阳上逆，挟痰阻塞清窍，发为子痫。治宜平肝养血祛痰，潜阳熄风为主。处方：

钩藤 15 克　鲜生地 15 克　贝母 9 克　生牡蛎 15 克　竹茹 9 克　石决明 12 克　白芍 12 克　黄芩 l0 克　杭菊 12 克　甘草 3 克

4 月 28 日二诊：服药三剂后，抽搐即止，神志清醒，仍服原方三剂。

5 月 2 日三诊：诸症消失，惟胎动不安，以保产无忧汤三剂而愈。

按：《内经素问·至真要大论》云"诸风掉眩，皆属于肝。"本例患者发作之前由于素体阴亏，每于受孕之后，营血聚养胎元，木失涵养，肝体缺乏润濡，肝阳偏旺，内蕴而化风，风火上扰，挟痰上逆引起手足抽搐，牙关紧闭，昏厥，治宜养血清肝，潜阳熄风，方中钩藤以清肝熄风，配以生地黄芩清肝泄热，白芍、石决明、牡蛎育阴潜阳，贝母、竹茹清化热痰，菊花清肝而醒头目，甘草缓中，数剂而愈。

胎　堕

陈××，女，28 岁。1964.年 5 月 20 日初诊。

自述结婚已五年余，每于怀孕五至七个月间则流产，胎堕已四、五次。前医曾多次用保胎升提之法，未能如愿。现已怀孕三月，脉沉细而两尺稍滑，面色淡白，气短乏力，腰疲，食欲不振，舌淡嫩。此系气血不足，冲任不固，胎无所养，导致胎堕。治宜补益气血，固摄冲任，以养胎元。

处方：党参 15 克，黄芪 20 克，白术 15 克，当归 6 克，菟丝子 9 克，桑寄生 9 克，川断 10 克，阿胶 10 克，熟地 9 克，山药 15 克，山萸肉 9 克，杜仲 9 克。

5 月 30 日二诊：气短乏力，腰疲有显著减轻，脉沉而滑，气血有渐复之象，仍进原方四剂。

6月10日三诊：诸症消失，脉滑有力。此为气血俱复，改汤为丸。将上药碾为细末，和蜜为丸，每次10克，早晚分服，盐开水冲下。连服五料，以资稳固。以后随访，满月而产，生一男孩，其体甚健。

按：丹溪云："阳施阴化，胎孕乃成；气血虚损，不足营养，其胎自堕。"本例因胎堕太多，气血耗损，胎无所养，故欲堕。因此，补益气血，以固冲任，数剂奏效。

滑胎（习惯性流产）

姚××，女，26岁。1983年6月初诊。

过去曾妊娠二次均在三、五月期间流产，今年二月间妊娠，现已三月，小腹胀痛下坠，腰酸腿软，头晕耳鸣，身乏无力，心烦口干，不思饮食，脉细滑无力，辨证为脾气虚弱，胎失所养，肾虚冲任不固，致胎动不安，似有小产之兆，治宜益气固肾、养血清热安胎。

处方：菟丝子45克，桑寄生30克，川续断30克，阿胶30克，生黄芪45克，党参30克，白术30克，补骨脂30克，生地30克。四剂。一日一剂煎服。

按：菟丝子大能补肾，肾旺自然荫胎也，寄生根不着土，寄生树上，又复隆冬茂盛，雪地冰天之际，叶翠子红，亦善吸收空中气化之物，且其寄生树上，亦尤胎之寄母腹中，大能使胎气强壮，以安胎。续断亦补肾之药，阿胶为济井之水熬胶，最善伏藏血脉，滋肾补肾，至若虚加党参以益气、黄芪以升下陷之气，白术以健补脾胃，若凉者加补骨脂，热者加生地黄以养肾中之阴。

产后厥证

产后用力过多，劳倦伤脾，逆冷而厥，气上胸满，气短似喘，呼吸止息违其常度，人犹谓是恶露之末净，而败血为患也，亦知其为形脱脉去，此则并非数钱内之芎归，五六分之干姜，所能回阳而复神者，必用加生化汤，倍其份量，连进二剂，则气血旺而神自生，厥自止矣，若服药而反渴者，另用生脉散独参汤代茶饮之，以救脏之燥，即四肢逆冷，且兼泄痢，类伤寒阴证，而又难用四逆汤者，亦惟倍参生化汤，加附子一片以行参归之力，可以止逆，亦可以回阳矣，立二方于后，分先后服之。

滋荣益气复神汤，治产后发厥，块痛已除者。

党参 9 克，当归 9 克，炙甘草 0.5 克，陈皮 0.5 克，炙黄芪 3 克，五味子 10 粒，川芎 3 克，熟地 3 克，炒白术 3 克，鸡内金 3 克，大枣 4 枚。水煎服。

产后喘促大危之症，苟不急治，立濒于危，人只知是气血之虚，而不知气血之将脱矣，夫即气血将脱，又何能喘，则尚幸其血之将脱而气未尽脱耳，凡病之脱，气先脱也，气之将脱，血本无关，产后之脱，血先脱也，血之将脱，气犹可恃，故其证并危而可救处在其尚能作喘也，惟是肺主气，喘似盛实衰，当此危殆，血将脱而万难骤生，肺因血失，所只存几微之气，而气不与血俱脱者几希，是故救血犹后，补气尤急也，方用救脱活母汤。

人参 60 克，当归 30 克，枸杞 15 克，黄肉 15 克，肉桂 3 克，熟地 30 克，麦冬 30 克，黑芥穗 6 克，阿胶 6 克，蛤蚧一对。

水煎服，一剂而喘轻，二剂而喘减，三剂而喘定，四剂而痊愈矣。

此方之用重在人参之接续元阳，而必以熟地、黄、杞之类大补其肝肾之精者，正恐过于助阳，万一血随阳助，亦非善全之策，故先补其肝肾，而后徐益其肺气，则阴得其主，阳有所归，阴平阳秘，喘自完矣，然又处新产之后，补阴之药，腻滞不行，故加肉桂以补命门之火，使火气有根，助人参以生气，而更加荆芥以引血归经，阴阳和而气血调，治之可效矣。

上方是傅青主的名剂

喘促者营血暴竭，卫气无依，最为难治，六味地黄汤加人参，若脾肺两虚，四君子汤加黑姜、当归。若瘀血入肺，口鼻起黑色及鼻衄者，此肺胃将绝之候，急服参苏饮，如厥冷自汗，更加附子间有得生者。

带 下 (三案)

案一：白带。李××，女，23 岁。1973 年 9 月 4 日初诊。

带下缠绵，色白，清淡如水，时轻时重，腰腿酸软，腹胀。近来诸症加剧，脉沉迟无力，纳呆，形体消瘦，精神疲乏，少腹冷痛喜按、喜暖，夜间少腹胀痛较甚。症因冲任劳损，复感寒邪侵袭。治宜祛寒，温补冲任。

处方：山药 30 克，生龙牡各 18 克，海蛸 12 克，茜草 6 克，土白术 24 克，小茴香 9 克，肉桂 5 克，干姜 5 克，杜仲 10 克。

9 月 8 日二诊：服上药四剂后，自觉舒服，继服原方四剂。

9 月 13 日三诊：胀痛已减轻，白带转少，仍服原方四剂。

9 月 20 日四诊：一切不适之症均已消失，惟饮食欠佳，于原方内加鸡内金 10 克，继服三剂。

按：带者，以带脉而名，带脉者，以约束胞胎，其脉通于任督。任督病则带下，气不化精则成带病。所以凡脾气虚寒，肝气之郁，湿热之下侵，皆能成带。本例白带，是久因脾气之虚，累及冲任，复感寒湿。治宜祛寒湿，温冲任。方中山药、白术健脾益气，且白术能燥脾利湿，龙骨、牡蛎、茜草、海蛸为收涩之品，实为治带之要药；干姜、小茴香，肉桂、杜仲温补脾肾之阳，以壮冲任。

案二：青带。李××，女，32 岁。1973 年 9 月 4 日初诊。

患者腰及小腹胀痛，带下青绿色。多因分娩后，湿浊秽邪乘虚袭于胞脉；或因肝经湿热下注，伤及任带二脉所致。症见阴道流出青绿色黏液，气味臭秽，连绵不断，四肢疲乏，头晕，舌苔腻，脉弦数。此乃肝经湿热下注带脉，治宜调肝　清热利湿。方用加减逍遥散。

处方：茯苓 10 克，白芍 6 克，柴胡 4.5 克，茵陈 10 克，焦栀 9 克，甘草 3 克。

3 月 8 日二诊：服上药四剂后，两胁胀痛减轻，继服原方六剂。

3 月 15 日三诊：带及臭秽之气大减，仍服原方六剂。

3 月 22 日四诊：先后服药 18 剂，诸症消失，恢复健康。

按：妇科之病，以肝为先天。所以诸病无不涉及于肝。本例患者，带下青如绿豆汁，连绵不断，其气腥臭。此乃肝经之湿热下注成带，盖湿热之由于肝经。因肝气之郁，郁而必逆。惟以逍遥散加味治之。方中茵陈、茯苓以利湿，焦栀以清热解逆，白术养阴安脾，甘草补脾。肝气得清，则湿热自去，诸症皆愈。

案三：赤带。刘××，女，34 岁。1973 年 3 月 4 日初诊。

患者素性寡言，每遇怫悒，常郁郁在怀，始感胁胀胸闷，渐至纳少形瘦。多因忧思伤脾，运化失职，复加郁怒伤肝，肝郁化热，血失所藏，挟湿下注带脉。症见阴道流色红似血非血之黏液,淋漓不断,脉弦细数,苔黄质红。治宜清肝扶脾,用清肝止淋汤加减。

处方:当归 12 克,白芍 10 克,丹皮 6 克,牛膝 6 克,阿胶 9 克,生地 12 克,香附 6 克,黄柏 6 克,白术 5 克,大枣 10 枚。

3 月 10 日二诊:服上药四剂后,胁痛、脘闷、带下均减轻,仍服原方四剂。

3 月 20 日三诊:连服上药后,诸症消失,带下痊愈。

按:本例带下,是肝经火盛又加忧思伤脾,运化失职,致湿热之气,侵于带脉,肝不藏血,渗于带脉,故下似血非血之物。故本病治疗之法,当以清肝扶脾为主。方中补肝之血,而少利脾之湿,以赤带之为病火重而湿轻也。火之旺是由于血之衰,补血可足以制火,佐以清火之品,连服数剂,而告痊愈。

症 瘕

赵××,女,34 岁。1978 年 4 月 6 日初诊。

自诉月经三月多未潮,渐渐腹部胀痛,小腹硬。近因连日流血,时多时少,坠胀难受。经检查:左小腹有一积块,扪其腹硬而痛,观其颜青,舌色紫,脉沉弦紧。此由肝郁气滞,寒凝血阻所致。治宜当归四逆汤加味。

处方:桂枝 12 克,白芍 9 克,当归 12 克,木通 9 克,细辛 3 克,吴萸 6 克,肉桂 6 克,木香 5 克,三棱 6 克,莪术 5 克,甘草 3 克,生姜 6 克。

4 月 9 日二诊:服药四剂后觉舒服,无不良反应,仍服原方四剂。

4 月 14 日三诊:腹痛较前减轻,阴道内下紫黑血块数枚,以后腹疼痛及硬块均已消失,脉沉弱。此邪去正虚之象,原方加党参、白术、炒麦芽、黄芪,以扶正气恢复。

4 月 19 日四诊:腹痛及各症消失,食欲转佳,脉转缓和,病已痊愈。

按:症瘕是腹内结块,或胀或痛的一种病。本例是肝郁气滞,寒凝血阻所致。治法当以活血化瘀、行气导滞、散寒为主,使脉络气血通畅。通则不痛,积块方可消散。因此,开始用当归四逆汤加三棱、莪术、吴萸、肉桂、木香,温阳散寒,活血化瘀,服数剂阴道下紫黑血块。此邪已去,后因脉沉弱正气亦虚,则以扶正祛邪之法,病渐至愈。

脱疽（血栓闭塞性脉管炎）

曹××，男，34 岁。1973 年 8 月 10 日初诊。

患者左足拇趾冷痛，继而足部小腿产生疼痛，全身伴有恶寒喜暖，日夜剧痛，夜不能寐，并有肌肉抽搐现象。接着步履艰难，患趾青黑出现跛行，面色萎黄，脉沉迟而细，舌苔薄白。症因营卫失调，气血稽留经络闭塞所致。治宜通经达络，活血祛瘀，除寒镇痛。

处方：生黄芪 30 克，当归 18 克，苏木 12 克，血竭 12 克，刘寄奴 18 克，乳香 9 克，没药 9 克，赤芍 9 克，白芍 9 克，红花 9 克，附子 12 克，防风 9 克，牛膝 12 克，干姜 9 克，桂枝 9 克，丹参 18 克。

8 月 15 日二诊：服上药四剂后，无其他不良反应，脉症依旧，仍服原方，四剂。

8 月 20 日三诊：精神稍好，患趾疼痛未减。原方加独活 19 克，元胡 12克，三剂。

8 月 25 日四诊：疼痛已有减轻，余症依旧，仍服原方，四剂。

9 月 1 日五诊：患趾疼痛有明显的减轻，全身恶寒已消失，原方去防风、独活。

处方：生黄芪 30 克，苏木 12 克，血竭 12 克，乳香 12 克，党参 24 克，当归24 克，刘寄奴 18 克，没药 12 克，赤芍 9 克，白芍 9 克，红花 9 克，附子 15克，元胡 12 克，牛膝 15 克，干姜 12 克。四剂。

9 月 6 日六诊：小腿疼痛已消失，患趾还有微痛，脉沉细，上方再进四剂

9 月 14 日七诊：食欲增加，睡眠亦好，患趾青黑色消失。跛行路稍远，则患趾困痿。症由元气未复，仍以原方加减再服，隔日一剂。

处方：生芪 30 克，党参 18 克，当归 24 克，赤芍 15 克，白芍 15 克，血竭12 克，乳香 12 克，没药 12 克，桃仁 9 克，红花 9 克，附子 12 克，牛膝 15克，甘草 3 克，元胡 15 克。四剂。

9 月 21 日八诊：疼痛消失，脉已缓和有力，病告痊愈。

按：中医脱疽，是现代医学的血栓闭塞性脉管炎。主要病机是经络闭塞，气血稽留，营卫失调。《外科真诠》谓："脱疽之生，止四余之末，气血不能

周到，非虚而何。《外科正宗》说："其发缓而所患深沉，因病原寄于阳分中。"将本病病机作了概括的说明。若气血充实，经络通畅，决无患者。若气血素亏或七情所伤，经络郁结，腠理不密，六淫外侵，隧道壅塞，而气不煦血不濡，以致经络闭塞，最后发生疼痛溃烂，趾骨脱落等病变。在治疗方面，采取通经达络、活血祛瘀、除塞止痛。方中黄芪、党参、当归、丹参、乳香、没药补气健脾，托毒排脓，活血通络，化瘀消肿止痛；苏木、血竭、赤白芍、刘寄奴、防风活血散瘀，祛经络筋骨中风湿；附子、干姜、桂枝逐寒燥湿，温助肾阳，其性走而不守，能内达外彻；牛膝引诸药下行，直达病所。

风寒湿痹（三案）

案一：王××，男。1976年11月6日初诊。

主诉发病前，因受寒湿雨淋，使腰部、左腿隐隐作痛，在某医院检查为坐骨神经痛。经治疗三月之久未能好转，随来我院门诊治疗。患者腰痛、左腿痛时作时止，痛时如刺，剧不可忍，时有麻木不仁感，精神不振，胃纳不佳，脉沉弦无力，苔厚而腻。此由风、寒、湿三气侵袭人体，阻滞经络，使气血不通。治疗当以健脾、温经、祛寒、利湿、化瘀、止痛。

处方：生芪30克，鸡血藤24克，当归18克，柴胡9克，香附9克，独活9克，秦艽9克，元胡9克，茯苓12克，泽泻9克，生米仁18克，白芍9克，附片9克，小香9克，牛膝12克，桂枝12克。

11月13日二诊：服上药四剂后，觉全身舒适，诸症依旧，按前法服原方四剂。

11月19日三诊：腰痛、腿痛均有减轻，麻木依旧，脉仍沉弦无力。于原方内加内金9克，改独活15克，四剂。

11月25日四诊：连服上药后，痛再减，麻木之感已消失，脉象已趋缓和，基本上已告痊愈。为巩固疗效，继服下方，隔日一剂，连服四剂。

处方：黄芪15克，党参9克，当归12克，白术9克，茯苓9克，炒米仁15克，独活6克，秦艽6克，牛膝9克，白芍9克，木香5克，炒麦芽24克，陈皮6克。

以后隔月随访，病已痊愈，亦不再复发。

按：所谓痹，是闭塞不通之意。由于风寒湿三气的混合感受，使人体气血发生凝涩，经络闭阻，气血不能温煦经络，故下肢麻木而痛，活动不遂。本例由冒雨受湿，复感风寒，三气合而为痹，同时侵袭。故在治疗中，以温经散寒、祛风、活络为法。故在第一方中用生黄芪益气，当归、白芍养血，使气血旺盛，用秦艽、独活、鸡血藤除风利湿；牛膝、元胡。活络止痛；附片、小香、桂枝以温经散寒；柴胡，香附疏通气机；泽泻、茯苓利水渗湿，有助于病邪解除。服第一方后，腰痛、腿痛均有所减轻，再诊用内金以助胃气，重用独活除风祛湿之效更著。后因巩固疗效，扶正祛邪，用黄芪、党参，白术益气健脾，当归、牛膝、白芍养血活络；秦艽、独活、薏米仁祛风利湿；木香，陈皮调理气机；麦芽健胃消食。

案二： 史××，男，62 岁。1972 年 8 月 6 日初诊。

患者左腿痛连及腰部，时痛时止，剧则痛如锥刺。前医曾用除风止痛之剂治疗，效果不佳。精神不振，面色苍白，腿痛牵引腰部，痛如刺，并有沉重感，下肢常发凉，舌苔白质胖，脉弦细而濡。脉症综合，此由感受寒湿，气血运行不 畅，经络受阻。治宜温通经络，利湿化瘀为主。

处方：柴胡 9 克，香附 12 克，杭芍 12 克，桂枝 12 克，当归 18 克，生米仁 30 克，牛膝 15 克，独活 9 克，小茴香 12 克，秦艽 9 克，附子 9 克，云苓 9 克，甘草 3 克，元胡 9 克。

8 月 13 日二诊：服药三剂后，全身舒适，药中病症。以后用此方稍有增损服至 9 月 6 日，再诊，因多次服上药后，腿痛牵引腰部刺痛已消失，各症皆大减，脉转缓和，已经痊愈。

按：痹证的产生，均在人体正气先虚的情况下，外邪侵袭，邪气壅阻，络道不通，气血运行不畅。如《内经素问》说："邪之所凑，其气必虚。"《济生方》亦说："皆因体虚，腠空疏，受风寒湿气而成痹也。"

本例痹证是由身体正气不足，复感寒湿而成。治疗时，重在温经通络，利湿化瘀，使气血运行畅通，经络疏利，痹可通也。方中当归、杭芍、牛膝、元胡活血通络，附片、桂枝、小香温经散寒，独活、秦艽以祛经络之风湿，云苓、米仁淡渗利湿，柴胡、香附宣通气机，甘草协调诸药。

案三： 韩××，女，22 岁。1961 年 12 月 24 日初诊。

患者因感冒后，头身俱痛。经治疗，表证已解，数日后全身及下肢疼痛，拘挛，时痛时止，上下串痛，麻木胀困，舌质淡苔厚，脉沉细。此由感冒体虚，风湿之邪乘虚而侵。风性主动，故串痛，湿性黏滞，故胀困麻木。治宜益气血，祛风湿，舒经活络。

处方：生芪 30 克，知母 9 克，黄柏 6 克，生米仁 18 克，当归 18 克，丹参 9 克，牛膝 18 克，木香 4 克，防风 9 克，川断 10 克，菟丝子 10 克，乳香 9 克，没药 9 克，苍术 9 克。

12 月 29 日二诊：服上药三剂后，全身及下肢疼痛减轻，串痛亦减，脉仍沉细。于上方内加桑枝 30 克，大枣四枚，再进三剂。

1962 年元月 2 日三诊：痛大减，麻木消失，各症好转，脉趋缓和，后来门诊身体复原。

按：本例风湿痹痛，由于感冒后体虚，风湿乘虚而入导致全身疼痛。经用益气、除湿、舒经、活络之法而收效。方中黄芪益气固表，苍术、米仁、防风祛风利湿，当归、丹参、牛膝、乳香、没药舒经活络，续断、菟丝子益肾而强筋骨，木香调理气机，知母、黄柏清热燥湿。

风中经络（二案）

案一：李××，男。1979 年 11 月 7 日初诊。

主诉口眼歪斜已七天，发病前常感沿面麻木不适，继则出现鼻唇沟较浅，口眼歪斜，偏向左侧，而右面颊麻木不仁，脉弦苔薄。治宜益气、和血、镇痉、熄风。

处方：生黄芪 24 克，当归 18 克，羌活 9 克，独活 9 克，全虫 6 克，蜈蚣二条。

11 月 14 日二诊：服药四剂，面部肌肉麻木稍有减轻。此风中经络，用加味牵正散连服。

处方：白附子 9 克，僵蚕 6 克，全虫 6 克，黄芪 20 克，当归 10 克。五剂。

11 月 30 日三诊：口眼歪斜已正，麻木亦解。后以八珍汤调补气血，以善其后。

案二：缪××，男。1974 年 4 月 10 日初诊。

口眼向左歪斜五天，发病前头痛头晕已半年，上周突然出现口眼歪斜，经某医院诊为面瘫。脉涩而细，苔薄而腻。此由风痰阻塞面部经络，正气虚弱之象。治宜益气疏风祛痰，方用牵正散加味。

处方：黄芪 20 克，当归 18 克，白僵虫 15 克，白附子 9 克，全虫 6 克，蜈蚣一条。

4 月 15 日二诊：服药四剂，各症有显著好转，口眼歪斜已复正常，面部麻木亦消失，后再进原方四剂而安。

按：以上两例风中经络，都系现代医学的面神经麻痹之证，是一种常见的疾病。如《李挺医学入门》说："风邪初入反缓，正气反急，以致口眼歪斜。"《喻嘉言医门法律》说："口眼歪斜，面部之气不顺也；口眼歪斜，受病之边，目不能瞬；脉弦乏力，苔薄质润而红，不独有外风之袭，且有内风之生。"以上两例口眼歪斜，是由素体正气不足，风邪乘虚侵袭经络而成。所以在治疗上，以益气养血祛风为主，前人有治风先活血，血行风自灭的说法。故在祛风剂中加入益气养血之品，而获显效。

癔　病

李××，女。1982 年 5 月 10 日初诊。

由于精神受到刺激，烦躁不安，时哭时笑，有时默不作语，对人冷淡，不思饮食，但神志清楚，脉弦数，拟进加味甘麦大枣汤。

处方：炙甘草 19 克，浮小麦 60 克，炒枣仁 15 克，龙眼肉 30 克，川贝母 18 克，远志肉 6 克，川郁金 6 克，大枣 10 枚。三剂。

按：脏躁为情志之病，由于肝气郁结而兼营血之虚。经云：肝苦急，急食甘以缓之。所以甘、麦、大枣汤，重在养心肝，止燥缓急，以安脏之。七剂带回续服。

下篇 门人后裔学术发挥

应用《伤寒论》经方的体会

潘星宇　王小宁

甘肃省临洮县人民医院

《伤寒论》是一部阐述多种外感病及杂病辨证论治的专著，是我国第一部理法方药完备，理论联系实际的中医经典著作。它成书一千多年来，一直有效地指导着中医临床实践，被后世医家称之为"师表万世"，之经典、"方书之祖"、"活人书"。笔者认为欲想治好病，治疑难病，必须熟读《伤寒论》，在多年的临床中，善用《伤寒论》经方、得心应手，效果如鼓应桴，并将在临床中应用较多的经方加以总结，以飨同道。

1. 脾虚气滞—朴姜夏草人参汤

朴姜夏草人参汤《伤寒论》原文："发汗后，腹胀满者，厚朴生姜半夏甘草人参汤主之。"该方的病机为发汗后，脾虚湿阻气滞，腹胀满为病证，多见于平素脾虚气弱之人复感外邪，因发汗太过，表邪虽去，却进一步损伤脾气所致，脾气虚弱，无力运化，使湿浊中阻，壅滞气机，出现脘腹胀满，病由脾虚湿阻气滞所致，证属虚中兼实。其方组成：厚朴半斤、生姜半斤、半夏半升、甘草二两、人参一两。

病案举例：周xx，女，56岁，平素有胃肠病及糖尿病病史5年，近半年出现腹泻便秘交替，10天前因饮食不节出现脘腹胀满，腹部隆起，叩之如鼓，其腹胀食后和午后较重，嗳气频作，伴乏力，舌淡苔白，脉弦细。查血糖9.8mmol/L，考虑为"胃轻瘫"，证属脾虚气滞，治宜健脾理气除胀，方用朴姜夏草人参汤加味：厚朴30克，生姜10克，半夏10克，人参6克，甘草10克，大腹皮10克，枳壳 10 克佛手 10 克，每日一剂，水煎服。一剂后腹满减，三剂而愈。

体会：朴姜夏草人参汤是张仲景为发汗后脾虚气滞而设，主治虚实夹杂之证。因患者素有慢性胃肠病史，其本为虚，加之饮食所伤，脾虚胃弱更加明显，无力运化，气滞于中，颇合是方所主之病机，故投之辄效。方中重用厚朴为君，苦辛温燥，行气宽中，燥湿除满；生姜、半夏为臣，辛散气枢，温燥湿浊，且和胃降逆；人参少量、甘草为佐使，益气健脾助运化，五药相配，标本同治，消补兼施，从用量分析本方消大于补，故适用于实多虚少的证候。

2. 痰热互结—小陷胸汤

小陷胸汤《伤寒论》原文："小结胸病，正在心下，按之则痛，脉浮滑者，小陷胸汤主之。"其病机，此乃水热结聚于胸膈，因其病位偏高，病势偏上，肺气壅遏较重，表证失治误治，邪气入里化热，痰热互结而成，方药组成：黄连一两，半夏半斤，瓜蒌大者一枚。

病案举例：潘xx，女，58 岁，患者感冒半月，经中成药治疗后，感冒稍有缓解，随后出现咳嗽，胸痛，咯痰黄稠，呼吸急粗，舌质红，苔黄腻，脉浮滑等症。考虑感冒后表证仍存，邪气入里化热，出现痰热互结证。方用小陷胸汤加味：黄连 10 克，半夏 10 克，瓜蒌 20 克，桔梗 10 克，黄芩 10 克，枇杷叶 10 克，金银花 20 克，甘草 10 克，水煎服，每日一剂，服药二剂后，咳嗽止，胸痛减轻，连服五剂而愈。

体会：小结胸"正在心下，按之则痛"，说明邪结程度轻浅，病势亦轻缓，浮脉主阳热且病位浅，滑脉主痰浊且结聚轻，脉滑提示痰热结聚。病势轻浅，既言结胸，还应具备胸膈满闷或疼痛，心下痞满等，痰热互结胸膈心下的征象。病由痰热互结，治宜清热化痰散结。方中瓜蒌甘寒滑利，清热化痰，理气宽胸为君药；黄连苦寒，清泄胸胃之热；半夏辛燥，化痰降逆，消痞散结，二味为臣，辛开苦降，与君药相配，共凑清热化痰，散结宽胸之功。

3. 热入血室—小柴胡汤

热入血室是指妇人月经来潮，血室空虚，复感外邪，表邪乘虚内陷血室，热与血相结而成。《伤寒论》原文："妇人中风，发热恶寒，经水适来，得之七八日，热除而脉迟，身凉，胸胁下满，如结胸状，谵语者，此为热入血室也。"又如："妇人中风，七八日，续得寒热，发作有时，经水适断者，此为热入血室。其血必结，故使如疟状，发作有时，小柴胡汤主之。"

病案举例：刘xx，女，40岁，患者3天前感冒周身不适，恶寒发热，自服西药治疗好转。于昨日起突发高热，烦躁不安，惊恐不宁，彻夜不眠。今日来诊，患者双目紧闭，自述行经已三日，身热不畅，寒热往来，胸胁苦满，惊恐不安，入夜尤甚，如见鬼神之状，舌质红，苔黄腻，脉弦数。诊断：热入血室。遂投以小柴胡汤加味。柴胡15克，黄芩15克，半夏10克，党参10克，生地15克，丹皮10克，丹参15克，赤芍10克，泽兰10克，当归15克，生姜6克，大枣6枚，甘草10克，水煎服，每日一剂。患者服完二剂后惊恐已除，神清身爽，夜眠已安，再服三剂，诸症消，病已愈。

体会：张仲景提出治疗热入血室证用小柴胡汤和针刺期门。从其热与血相搏结的病机看，后世医家主张在小柴胡汤中加入赤芍，丹皮等清热凉血之品，乃效故之法，如《医宗金鉴》所云："加当归、生地、丹皮者，意在清阴凉血，清血分之热也"。笔者观察热入血室病例，均为少阳之病变，虽兼症各异，然其主症均为寒热往来，所以以小柴胡汤主之，小柴胡汤《伤寒论》中和解少阳之主方，以和解枢机，扶正达邪，则诸症自除。

4. 狐惑病—甘草泻心汤

狐惑病属于现代医学"白塞氏综合征"，发与咽喉及二阴部，发于喉者为"惑"，蚀于阴者为"狐"。其《伤寒论》原文："狐惑之为病，状如伤寒，默默欲眠，目不得闭，卧床不安，蚀于喉为惑，蚀于阴为狐，不欲饮食，恶闻食臭，其面目乍赤、乍黑、乍白。蚀于上部则声喝，甘草泻心汤主之。"其早期病机由湿热虫毒内蕴脾胃，气血凝滞。后期则以气血不足，脾肾亏虚，或肝肾不足为主要病机变化。

病案举例：吕xx，男，42岁，患者自述患有口腔溃疡反复发作一年余，到多家医院治疗无效而来诊。自述近2月来精神不振，白天欲欲嗜睡，时有发热恶寒，颜面时红时白，夜卧不安，饮食减少。查：口腔内有黄豆大溃疡3个，病人羞涩难以启齿述说在前阴部也有溃疡，严重时溃烂。笔者沉思良久恍然醒悟，此乃正是《伤寒论》中"狐蜮病"是也。遂投以甘草泻心汤加味。甘草30克，黄芩10克，人参10克，生姜10克，黄连6克，大枣12枚，半夏10克，地肤子15克，槐花10克，黄柏6克，赤小豆6克。水煎服，服完五剂后，精神好转，前阴部溃疡逐渐愈合，口腔部溃疡疼痛明显减轻，本方加入薏米仁20克，再进五剂而愈。

体会："狐蜮病"临床并不多见，笔者临证多年，仅遇到四例，均用甘草泻心汤加味治愈，认为本病由湿热内蕴而成，故治以清热解毒，化湿安中之甘草泻心汤。本方重用甘草，配以黄芩、黄连清热解毒；辅以半夏、生姜苦平温燥，宣化内湿；佐以人参、大枣，扶正安中。诸药共凑清热化湿，扶正安中之功，使湿热得去，气血流畅而诸证自除。

5. 心阴阳两虚—炙甘草汤

《伤寒论》原文："伤寒，脉结代，心动悸，炙甘草汤主之。"太阳与少阳互为表里，太阳为外卫，心主为宫城；太阳受邪，少阴里虚，邪气往往循着表里联系而内陷少阴。心之阳气亏虚，则心失温煦，血脉失于鼓动，心之阴血亏虚，则神失濡养而不能自持，脉道失于充盈，气血运行艰涩，脉气难以接续，故脉来或结或代。

病案举例：柴××，男，63岁，患者常有心悸气短5年余，时轻时重。近半月心悸气短加重，兼有精神不振，饮食减少，口干舌燥，遂来我院检查，心率65次/分，心律不齐，心电图提示："室性早搏"，观舌淡红少津、少苔、切脉结代。证属气血不足，心阴阳俱虚，治宜通阳复脉、滋阴养血，方用炙甘草汤加减：炙甘草30克，生地30克，桂枝15克，龙骨20克，黄芪20克，远志10克，人参10克，五味子15克，麦冬20克，玄参15克，阿胶（烊化）10克，大枣12~16枚（必须是偶数）。水煎服，煎药时加入50ml白酒，连服10剂后患者再次来诊，心悸气短明显减轻，精神好转，饮食正常，结脉次数减少，舌无变化。守方调理一月余，再次复诊，心律齐，精神佳，病情稳定，复查心电图未见明显异常。

体会：炙甘草汤方重用炙甘草为君药，甘温益气，养心通经，《名医别录》谓其能"通经脉，利气血"，为复脉之要药。生地为臣，滋养阴血以充脉，《名医别录》谓其善"补五脏内伤不足，通血脉，益气力。"君臣药配合，气血双补以复脉之本。人参、大枣益气补心脾，助炙甘草之用；麦冬、阿胶滋心阴，养心血，助生地之用；桂枝、大枣、清酒辛行温通，温心阳，通血脉，共为佐药。煎煮时一定要放入清酒久煎，久煎则酒力不峻，即可行气血，助药力，通血脉，亦可防止药性滋腻而碍胃。全方诸药相合，滋阴养血，益气助阳，滋而不腻，温而不燥，刚柔相济，相得益彰，使阴血足而血脉充，阳气旺而心脉通，气血充足，阴阳调和，故其脉可复，心悸自安。

（《中国中医药信息杂志》2013年6月第20卷第6期）

经方临床运用举验

一、咳喘案

刘某，男，56 岁，咳嗽、气喘反复发作 15 年，近 10 天因感冒后咳嗽、气喘再次发作，出现发热恶寒，周身酸困，咳嗽气喘，不能平卧，夜间因咳喘而难以入眠，唇甲轻度发紫，咯痰清稀，夹有泡沫，口不渴，兼有大便干结，舌淡苔薄白，脉浮紧。中医辨证：伤寒表不解，心下有水气，治宜解表化饮、温肺散寒，方用小青龙汤加味：麻黄 10 克，桂枝 10 克，干姜 10 克，细辛 6 克，五味子 12 克，半夏 10 克，白芍 15 克，苏子 10 克，白芥子 6 克，荆芥 10 克，10 克，炙甘草 10 克，大枣 6 枚。服药二剂后，发热恶寒已解除，周身酸困已消失，咳喘如前，并出现口渴，原方麻黄改为炙麻黄，去桂枝、荆芥，加杏仁 10 克，再服三剂。服完药后，患者咳喘症状明显好转，可平卧，但胃纳欠佳，守上方加白术 15 克，茯苓 15 克，再进 10 剂。药后咳喘已平，精神正常，饮食增加，睡眠好转，二便正常。为了巩固疗效，嘱服都气丸三月，以防复发。

按：小青龙汤出自《伤寒论·太阳病脉证》，为伤寒表不解，心下有水气而设，其原文："伤寒表不解，心下有水气，干呕，发热而咳，或渴，或利，或噎，或小便不利，少腹满，或喘者，小青龙汤主之。"其方剂组成：由麻黄汤去杏仁加芍药、细辛、干姜、五味子、半夏而成，方中麻黄辛温，发汗解表，宣肺平喘且利水，为君药；桂枝辛甘温，发汗解表散风寒，又温阳化内饮；细辛温肺散饮，兼助麻黄解表散风寒；干姜温里化饮，共为臣药；半夏燥湿化痰，和胃降逆；五味子敛肺止咳，防诸药辛散太过耗伤气阴；白芍配桂枝以调和营卫，又酸寒益阴以防伤阴动血之弊，同为佐药；炙甘草益气和中佐以和营，温燥化饮中兼有酸收，而共为外散风寒，内蠲水饮。本案例患者初为外感风寒，经解表后外邪已除之时又出现"口渴"之症，说明寒饮得以化解，水气散去，而胃中津液暂时未复者，可见"口渴"之象，正如《伤寒论》条文："伤寒，心下有水气者，咳而微喘，发热不渴，服汤已渴者，此寒去欲解也。"此时出现"口渴"是一种好转的预兆。

二、痞证（慢性胃炎）案

王某，男性，48 岁，患慢性胃炎多年，近三月来由于饮食生硬，自觉胃部痞满再次出现，来我院诊治。入院后胃镜检查提示："慢性萎缩性胃炎"，HP检测(+++)，自述胃部痞满，嗳气，饮食减少，口干口苦，大便时溏时结，舌质淡，苔薄白，查胃部按之柔软，不硬不痛，中医诊断：胃痞证，属寒热错杂型，其病机为脾胃虚弱，气机受阻，升降失常之证，治疗宜平调寒热，散结除痞，方用半夏泻心汤加味：半夏 10 克，黄芩 10 克，黄连 6 克，党参 15 克，生姜 10 克，蒲公英 15 克，白花蛇舌草 15 克，枳实 15 克，佛手 10 克，白术 15 克，大枣 10 枚，甘草 10 克，水煎服，一日一剂，连服 12 剂后，胃部痞满症状明显减轻，饮食正常，为了防止长期服寒冷药伤及脾阳，在原方基础上加砂仁 10 克，服至 30 剂，诸症状已消失，复查 HP 由（+++）减为（+），改为香砂养胃丸调理善后，一年随访未见复发。

按：半夏泻心汤出自《伤寒论·太阳病脉证》痞证篇，其原文："伤寒五六日，呕而发热者，柴胡汤证具，而以它药下之，……。但满而不痛者，此为痞，柴胡不中与之，宜半夏泻心汤。"病机为少阳证而兼脾虚胃弱者，误下伤中阳而生寒，邪热内陷中焦，脾胃不和，升降紊乱，气机壅塞成为寒热错杂之痞证。患者以心下痞满，按之柔软，不硬不痛为主症，这是痞证的典型表现。半夏泻心汤方中半夏为君药，其性辛温质燥体滑，和胃降逆止呕，散结消痞；臣以干姜辛热，温中阳而散阴寒；黄芩、黄连苦寒泄降，清热和胃；佐以人参、大枣、炙甘草，甘温益气，补脾胃助运化以复其升降之职，甘草更有调和诸药之用，兼为使药。诸药相和，则痞满自愈；蒲公英，白花蛇舌草抗幽门螺杆菌，具有保护胃黏膜，调节胃液分泌之作用。

三、下肢挛急案

赵某，男，48 岁，于 2010 年 7 月 10 日来诊，患者经常锻炼身体，在跑步或跑步后休息时常出现单侧下肢腓肠肌痉挛一年多，服补钙剂，虽能缓解一时，但时而复发，严重时一周出现一次，并在晨间发作，每次持续 1~5 分钟，发作时腓肠肌挛急，局部僵硬疼痛，不能屈伸，经过揉按方可缓解，口干，舌质淡，苔薄白。中医辨证：阴液亏虚，筋脉失养，治宜益阴养血，缓急止痛，方选芍药甘草汤加味：芍药 30 克，甘草 30 克，沙参 20 克，麦冬 20 克，桂枝 10 克，牛膝 20 克，牡蛎 20 克，木瓜 10 克，当归 10 克，川芎 10 克。服药五剂后，下肢痉挛已止，观察四个月未见复发，为防止再次发作，又服 10 剂，一年后随访未见发生下肢挛急。

按：芍药甘草汤出自《伤寒论·太阳病脉证》阴阳两虚中，其原文："伤寒，脉浮，自汗出，小便数，心烦微恶寒，脚挛急，反与桂枝汤……，若厥愈足温者，更作芍药甘草汤与之，其脚即伸"。分析其意，说明原病误汗出的变证及救治原则，桂枝汤虽为辛温发汗的缓剂，但毕竟以辛散发汗祛风为主，用之汗出表症虽罢，但进一步损伤阴阳，阳气虚，四肢失于温煦则见手足厥冷；阳虚阴盛，寒气犯胃呕逆，则阴液更伤不能润养筋脉，出现下肢挛急，此时投以芍药甘草汤益阴缓急，小腿腓肠肌痉挛得以缓解，下肢伸展自如，则是阴液已恢复的标志。方中重用芍药，酸寒阴柔，益阴养血，炙甘草甘温补虚缓急，二味等量相配，有酸甘化阴，缓急止痛之效。

四、心悸水肿案

刘某，男，68岁，于2011年3月18日来诊，自述有心慌气短病史二年余，于近半月劳累后出现心慌气短，视见全身浮肿，口唇青紫，形寒怕冷，食欲不振，语言低微，下肢浮肿优甚，检查：右肋下触及痞块压痛，双肺可闻及干湿性啰音，心率140次/分，心律齐，二尖瓣听诊区闻及病理性杂音。心电图提示："快速型心房纤颤。"X线检查示：双肺纹理增重。观舌体胖大而暗，边有齿痕，苔薄白，脉沉细而结代。中医辨证：心脾阳虚，水邪上逆之证，治宜健脾利水，温通心阳，方选苓桂术甘汤合真武汤加味：茯苓30克，桂枝15克，白术20克，白芍15克，附子10克（先煎），生姜10克，甘草10克，车前子20克（另包），水煎服，一日一剂，服完五剂后，尿量明显增多，心慌气短减轻，已能平卧，心率110次/分，效不更方，再进五剂，药后精神好转，下肢浮肿及头晕头痛消失，双肺呼吸音清，心率90次/分，此时笔者认为，邪已去，正气尚虚，方中减去附子，车前子，加黄芪30克，人参10克，酸枣仁15克，补气养心，守方调治月余，病情渐渐平复。

按：苓桂术甘汤、真武汤二方均出自《伤寒论·太阳病脉证》脾肾阳虚节，苓桂术甘汤原文："气上冲胸，起则头眩，脉沉紧，发汗则动经，身为振振摇者，茯苓桂枝白术甘草汤主之。"真武汤原文："太阳病，发汗，汗出不解，其人仍发热，心下悸，头眩，身瞤动，振振欲擗地者，真武汤主之。"该患者主要基本病机，为脾阳虚弱，温运失司，水饮停于心下，心阳不振，浊阴上逆，而致水饮内停为。因此，以温阳健脾，化饮利水为主，方中重用茯苓为君药，取其甘淡，健脾养心，淡渗水饮；桂枝、附子辛甘温，温经通阳，降逆平冲，振奋心阳为臣药；茯苓与白术相配，燥湿健脾，温阳化气利水共为佐药，诸药共奏温阳健脾，化饮利水，降逆平冲之功效。

（《中国中医药信息杂志》2013 年 11 月第 20 卷第 11 期）

浅谈"扶正祛邪"在感冒病中的应用

潘星宇　王小宁

甘肃省临洮县人民医院

关键词：感冒/扶正祛邪，治疗。

疾病的过程，从正邪关系来讲，是人体的正气与致病邪气双方相互斗争的过程。疾病的发展和转归，取决于双方力量的对比。正盛邪退，病情好转，邪盛正衰病情逐渐恶化，在具体运用中要区别扶正与祛邪的主次，或以扶正为主，或以祛邪为主，或是先扶正而后祛邪，或先祛邪而后扶正，最终要达到扶正不留邪、祛邪不伤正的原则。

外感病由天时之不正，实则亦由正气之先虚，不能固御其邪，感冒一病，是一个正邪相争的发病过程，正盛则邪退，正气不足则邪气乘虚而入，正气足则六淫之邪就不能侵入人体，尤房屋之墙壁坚固，盗贼亦何由而入，其邪能侵入人体内者，皆由身体怯弱，而无抵抗之力也。正如《内经》云："正气内存，邪不可干，邪之所凑，其气必虚"。

所谓"扶正"就是扶持正气，人体的基本物质有阴（元阴）、阳（元阳）、气血、正气的亏损也就是这四种基本物质亏耗而导致，所以"扶正祛邪"就是根据患者体内基本物质亏损的种类和程度分别用药物，使亏损的物质得到补充和滋养。"祛邪"是在这个基础上再选择合适的发汗方法，以发散人体肌表的邪气，这样才能达到人体正气充足，则祛除外邪。具体有以下四种方法：

一、滋阴发汗法

本法适用于阴虚外感。这是人体元阴亏耗，又感受风热邪气而引发的一类疾病，其特征是风热表证的基础上兼有阴虚症状，常见的临床表现有头痛身热，微恶风寒，无汗或有汗不多，干咳无痰或痰中带血丝，痰少而粘，不易咯出，口渴咽干，心烦不寐、舌红少津、脉数而细。对待阴虚外感,如单纯用辛凉发汗的方法,那就会因为阴液外出为汗而导致阴虚症状加重,所以需要补养阴液的基础上再进行发汗祛邪,方多用"加减葳蕤汤",方中玉竹滋阴又不滋腻为君药;葱白、豆豉、桔梗、薄荷、白薇疏散风热、祛除肌表邪气为臣药,甘草、大枣调和诸药,资玉竹滋养阴液为佐使药。整个方剂配伍既能扶助阴液,又能祛邪外出,为阴虚外感之良方。

二、温阳发汗法

本法适用于阳虚外感。人体元阳亏耗,又感受风寒邪气而引发的一类疾病。它的特征是在风寒表证的基础上兼有阳虚表现。临床见有头痛身热、恶寒无汗,四肢冰凉,倦怠嗜卧,精神欠佳,面色苍白,语声低微,舌淡苔白,脉弱无力等。在治疗,一是要温补人体的阳气,使阳气对阴液的蒸腾作用恢复正常,使人体的汗液得以正常生成和排泄,并解除风寒邪气。二是要选择既能发散风寒又不过度开泄汗孔的药物驱除肌表的邪气。方有陶弘之"再造散"。组方有黄芪、人参、熟附子、细辛、桂枝、羌活、防风、川芎、生姜、白芍、大枣、甘草等组成。方中黄芪、人参、附子、大枣、甘草、温补人体阳气;羌活、川芎、生姜、桂枝发散风寒,白芍和营而防止发汗过度。配伍上黄芪和防风一对,黄芪益气固表、防风祛风散邪,起到固表不留邪,驱邪不伤正。人参和川芎一对,人参大补元气,温补脾肺,川芎、活血行气,祛风止痛,起到补而不滞,补中有动,补中有散的效果,使人体阳气得到补益,肌表邪气无法在体内立足。

三、益气发汗法

本法适用于气虚外感。人体的气是抵御外界邪气入侵的主要力量,气虚则人体的防御力会下降,容易感冒,主要临床表现:发热恶寒,无汗头痛,肢体酸痛乏力,鼻塞声重,神疲懒言,舌淡红,苔簿白脉浮而无力。在治疗上补气与驱邪共用,气足则抗邪能力逐渐增强,才能有效驱除侵入人体的外邪,"败毒散"是一个补气散邪的良方。方由人参、柴胡、前胡、川芎、枳壳、羌活、独活、茯苓、桔梗、甘草等组成。其中人参补益元气,使人体有足够的力量祛除邪气,同时又能有效的抵御外来邪气继续侵袭;羌活、独活、柴胡、川芎、发散风寒湿邪,并在人参补气作用下驱邪外出;枳壳、前胡、茯苓、桔梗、宣肺化痰、止咳嗽,甘草调和诸药协助人参补益元气。

四、养血发汗法

本法适用于血虚外感。血在人体中主要起到滋养作用,血液中含有津液是汗液生成的物质基础，所以有"汗血同源"之说，《内经》云"夺血者无汗"。"夺"是丢失、耗损之意，"夺血"谓失血。血液大量丧失，汗液无以物质基础，因此对失血久病贫血患者感受风寒邪气，出现恶寒发热、头痛无汗、骨节疼痛，颈项不舒等症，需养血发汗法，方用"荆防四物汤"，药物组成，由荆芥、防风、熟地、当归、白芍、川芎组成，四物汤补血又活血、补而不滞，静中有动，重点放在滋养体内损耗之阴血，然后选择荆芥、防风，质地轻扬解表散邪，这样既能养血，又能解表，实为养血发汗之良方。

历代医家也各有自己的观点，仲景治疗初起在表之伤寒，麻黄汤内重用炙甘草、以补中；治伤风之桂枝汤用芍药以和营补血，用炙甘草、大枣以补中；大青龙汤内亦用炙甘草、大枣以补中；葛根汤又用炙甘草、大枣、芍药以补中；小柴胡汤更用人参、草、枣以大补元气；又如活人之人参败毒散、参苏饮；东垣之麻黄人参芍药汤。至泻火剂、仲景之人参白虎汤、竹叶石膏汤、半夏泻心汤、生姜泻心汤；虚体感邪，须用人参，领出其邪，以固其卫，若不用参，邪必出而复入；又李东垣、朱丹溪治外感每用补中益气汤加入祛邪药治之，无有不应。又用人参在解表药内，则敌邪于外，而固其卫不致邪出而复入，用之于清热药中，则甘温除大热。宋《太平惠民和剂局方·治伤寒》中用人参养胃汤治外感风寒，内伤生冷，运用了扶正解表之法。清·李用梓《证治汇补·伤风》说："如虚人伤风屡感屡发，形气病气俱虚者，又当补中，而佐以和解，倘专泥发散，恐脾气易虚，腠理易疏，邪乘虚入，病反增剧也"。王安道云："治虚邪者，当顾元气，正气存则，不致有害"。因此，笔者在临床中对伤寒表虚证，在桂枝汤中加黄芪。在虚人感冒中用参、芪之类之品，当以扶正为主，佐以固表，使正气强而邪无从所入。在临床医治感冒时运用"扶正祛邪"法要灵活辨证施治，不可拘泥于症状，要善于观察病人的形气，了解病程的长短，确实辨证为虚体感冒，运用"扶正祛邪"效果有如药中肯綮，如鼓应桴。但在实证感冒不可用此法以防关门留寇，病邪不出，反而加重。

(《光明中医》2005 年 8 月第 20 卷第 4 期第 26 页)

运用"培土生金"法治疗久咳

潘星宇

甘肃省临洮县人民医院

关键词：咳嗽/中医疗法，培土生金，治疗。

1　病因病机

咳嗽是常见的一种呼吸道感染性疾病，其病因不外乎外感和内伤两类，外感多由风寒、风热、燥邪、痰热等邪客肺系，肺失肃降，肺气不宣所致，而内伤多由肺、脾、肾脏腑功能失调引起，如清·沈金鳌《杂病源流犀烛·咳嗽哮喘源流》在论述咳嗽的病理时说："盖肺不伤不咳，脾不伤不久咳，肾不伤火不炽，咳不甚，其大较也"。本文重点论述脾虚不生金引起之咳嗽，脾虚湿停，乘肺而咳，《医碥·杂症·咳嗽》谓："脾胃先虚，不能制水，水泛为痰，乘肺而嗽"，又有"初虽心火刑金，因服寒凉伤脾，脾虚而嗽"。上述理论充分说明，脾乃肺之母，脾胃虚寒不能生肺，使邪留连于中脘而作嗽，夫肺金之母，脾胃二经之土，土旺则金旺，土衰则金衰。

2　治疗原则

治疗久咳，运用"培土生金"法，此法是根据五行学说与相应的脏腑间的生理关系制定的，如清·李用粹《证治汇补·咳嗽·治分肺脾》："因痰而致嗽者，痰为重，治在脾。"明·赵献可《医贯·咳嗽论》云："故咳嗽者，必责于肺，治之法，不在乎肺，而在于脾。"清·程国彭《医学心悟·伤寒兼证》云："久咳不已，必须补脾胃以生肺金。"《叶天士医案大全》谓："从来久病，后天脾胃为要。咳嗽久非客症，治脾胃者，土旺以生金，不必穷纠其嗽"。不补母以益金，反泻子以损土，邪即外散，肺且受伤，况尚留余邪于未散，岂怪其久嗽而不愈，然治之法，不可仅散肺之邪，而当补肺之气，不可仅补肺气，必当补脾胃之土，补胃必须补心包之火，补脾必须补命门之火，心包生胃土，命门生脾土，脾旺则肺气生。

3　用药选方

方选补母止嗽汤加味：白术15克，茯苓15克，人参6克，陈皮10克，苏子10克，半夏10克，麦冬15克，紫菀10克，肉桂6克，杏仁10克，贝母10

克，本方加入肉桂以补心包命门二火，一药而两用，又恐只治脾胃之母，置邪气于不问，又增入补肺散邪之味，则子母同治，而久嗽安得不速愈哉。

4 病案举例

某男，37 岁，咳嗽多年，近半年来咳嗽加重，喉痒，痒则必咳，咳嗽不爽，干咳无痰，或痰少而粘，咳嗽声重，服药后痰随咳出，咳嗽始未能减轻，经用大量抗菌素后无效，改为中药调治，服上方 1 剂咳嗽大减，连服 8 剂而愈。

（《甘肃中医》2002 年 4 月第 15 卷第 4 期第 49 页）

胃病从肝论治

潘星宇
甘肃临洮县人民医院

中医对胃病称"胃脘痛"，包括急性胃炎，消化道溃疡，胃痉挛，胃神经官能症等，这些病的特点临床上共有胃脘部疼痛，所以统称"胃病"。因胃与肝在生理和病理上关系密切，所以在治疗上又有疏肝理气、暖肝散寒、柔肝补脾、清泄郁热、活血理气之不同。

疏肝理气、和胃止痛

主要适用于肝郁气滞型，症见胃脘胀痛，疼连两胁，嗳气频作，善叹息，精神抑郁，食纳减少，大便不畅，舌边红苔白，脉弦。本病由于肝气郁结，横逆犯胃，胃失和降而成。常用方药：四逆散加味，若腹胀气滞甚者加佛手、木香；大便稀加神曲、茯苓，嗳气泛酸加左金丸、瓦楞子；口多涎沫加吴茱萸；口苦苔黄加黄连、黄芩；脘痛甚者加郁金、香附；食少纳呆加麦芽、内金。

例 1：患者，男，43 岁，司机。患者十二指肠溃疡多年，曾服用调理脾胃，行气止痛药未效。主诉胃脘痛牵引两胁胀痛，腹胀气滞食后更甚，大便不畅，舌苔白，脉弦。称为肝郁气滞，拟疏肝行气合辛开苦降法，方用四逆散合小陷胸汤加味：柴胡 6 克，白芍 9 克，黄连 6 克，半夏 9 克，瓜蒌 12 克，木香 9 克，佛手 12 克，甘草 6 克。服上药 10 剂后大便通畅，疼痛消失，饮食增加，收到近期疗效。续以六君子汤加味，调理善后，半年内病未复发。

暖肝散寒，和胃降逆

主要适用于肝寒犯胃型，症见胃脘疼痛，得温则减，呕吐清冷沫，遇寒冷则痛甚，食少或得食则痛减，精神疲倦，舌质淡苔白润滑，脉细缓。本病由胃虚肝寒上逆，浊阴上犯，脾胃中阳不足所致。常用方药：吴茱萸汤加味，若呕吐涎沫甚者加半夏、茯苓；口涎多泛清水加草果、砂仁；寒痛甚者加良姜、香附；如胀痛加木香、佛手；食欲差者合六君子汤益胃补虚。

例 2：患者，工人。患者十二指肠溃疡病史，就诊时自述胃脘疼痛，呕吐清水，遇寒冷疼痛加剧，得温则减，头晕眩若空虚状，食欲减少，舌质淡，脉细弦。此属肝寒犯胃，胃失和降，用暖肝散寒，降逆止痛法，吴茱萸汤加味：吴茱萸 9 克，党参 15 克，黄芪 12 克，大枣 5 枚，半夏 9 克，木香 9 克。3 剂。二诊：疼减呕止，自觉胃部舒适，头不晕眩，脉细缓舌润，改用六君子汤加味，党参 15 克，白术 9 克，茯苓 15 克，吴茱萸 6 克，木香 6 克，五剂。三诊：饮食增加，二便正常，守前方即吴茱萸汤加生黄芪，续服 10 剂，以调理善后。半年后随访，未复发。

柔肝补脾，补虚建中

主要适用于肝强脾弱型，症见：胃脘隐痛，腹挛急、喜暖得温则减，精神疲倦，肢体无力，四肢欠温，食欲减少，大便不爽，舌质淡苔白润，脉细弱。本病由脾胃虚弱，肝木横急，脾阳不运所致。常用方药：小建中汤加味。若气虚加黄芪、白术；呕逆吐酸加木香、砂仁；脘腹胀满加佛手、厚朴；大便溏加白术、茯苓。

例 3：患者，男，34 岁，工人。患有十二指肠球部溃疡。主诉胃脘疼痛，腹部挛急，疼时得温食则减，精神疲倦，食量减少，大便软，脉象弱带弦，舌淡苔润。此属脾胃虚寒，肝木横强，当用补脾抑肝法，方用黄芪建中汤加味：桂枝 6 克，白芍 12 克，黄芪 15 克，生姜 6 克，大枣 5 枚，炙甘草 6 克，饴糖 30 克，木香 6 克，砂仁 6 克，5 剂。二诊：胃痛减，挛急除，饥饿时仍有疼痛，但痛势较缓，再进 5 剂。三诊：胃痛已罢，饮食正常，精神好转，拟用补脾益气，健胃和中，方用六君子汤加味：党参 12 克，白术 9 克，茯苓 12 克，半夏 9 克，陈皮 6 克，甘草 6 克，木香 9 克，黄芪 12 克，山药 12 克，砂仁 5 克，当归 9 克，生姜 6 克。服 20 剂调理善后，1 年后病未复发。

清泄郁热，益胃养阴

主要适用于肝胃郁热型，症见：胃脘部灼痛，痛势急迫，心中烦躁易怒，嘈杂泛酸，口干口苦，大便不畅，舌苔黄或舌红少苔，脉弦数。本病由肝郁气机，火热犯胃，肝火胃热上升而成。常用方药一贯煎加味。

例4：患者，男，43岁，军人。患者自觉胃脘部疼已1年多，经常感觉胃脘部烧灼样疼痛，大便干燥2~3天1次，口干喜冷饮，有时发酸，夜寐多梦，烦躁易怒，舌红苔黄，脉弦细数，用滋阴养胃，以沙参益胃汤加味：沙参15克，麦冬12克，石斛12克，瓦楞子9克，木香6克，竹茹9克，佛手9克，枳壳9克，花粉12克。3剂。二诊：胃脘部烧灼疼痛未减，渴饮减轻，泛酸已止，大便较前舒畅，夜烦易怒依然，舌质偏红仍有黄苔，脉象仍前。据此病情虽有缓解，但肝郁胃热之象并无碍，前方加龙胆草9克，黄连6克，焦山栀9克。5剂。三诊：胃热烧灼减轻，渴饮已平，夜能静卧，但舌质偏红少苔，脉仍弦细，改用一贯煎加味：生地15克，白芍12克，当归6克，山药18克，川楝子6克，佛手9克，沙参15克，石斛12克，枳壳9克，栀子9克，黄连9克。10剂痊愈。

活血理气，化瘀止痛

主要适用于肝胃血瘀型，症见胃脘痛有定处，痛如针刺，食后痛甚，大便色黑，有时吐血，舌质紫暗，舌边瘀点，脉缓涩。本病由久病入络，胃络损伤，肝血瘀滞而成。主要方药：失笑散合丹参饮加味。气虚者加黄芪、党参；营血不足加阿胶、当归；出血不止加三七、白芨、炮姜、侧柏炭。

例5：患者，男，45岁。患有胃溃疡病多年，经钡剂诊断为十二指肠球部变形。自述经常胃脘疼痛，痛甚如刀割样疼，遇有精神不舒畅，则疼痛加剧。大便检查潜血阳性，食欲差，形瘦弱，舌润质暗，脉细涩。此属气滞血瘀中气不足，治宜止血定痛，行气化瘀为主，方用失笑散合丹参饮加味：炒蒲黄6克，五灵脂9克，丹参12克，木香6克，砂仁4.5克，元胡9克，香附9克，黄芪15克，党参12克，三七粉6克。6剂。二诊：疼痛减，出血止。用补气益胃法，六君子汤加味。三诊：精神好转，临床症状消失，脉象舌苔如常，拟用参苓白术散加黄芪、丹参、续服10剂。后以上方改为散，作为善后调理。

讨　论

胃病从肝论治在临床极为多见，清代叶桂对本病的病机有独到见解，在

《临证指南医案·胃脘痛》载胃脘痛案 44 例，在病机方面以"肝邪犯胃"为主，认为：气机瘀滞是胃痛发展的主要病机，痰凝血瘀是胃痛发展过程中病理变化。胃病从肝论之，充分体现了祖国医学的整体观念，是符合辨证论治原则的，临床实践证明，由于肝胃之间有着密切的生理病理关系，故胃病不仅治胃而且要治肝，肝胃同治，才有助于提高疗效。

（《中国社区医师·医学专业》2010 年 8 月第 141 页）

治疗肝硬化腹水的经验与体会

潘星宇　王小宁

甘肃省临洮县人民医院

肝硬化腹水属祖国医学"积聚"、"鼓胀"范畴，积聚乃气郁血瘀而成痞块，可成为早起肝硬化；鼓胀乃血瘀而致肝气痞塞，络脉瘀阻，脾受肝克，失于运化，形成脏内积水，可为肝硬化并发腹水。

单腹鼓胀病的成因及机理，历代医家颇多论及，《巢氏·诸病源候论》内载："水症者，由经络痞涩，水气停聚，在于腹内，大小肠不利所为也。其病腹内有结块坚强，在两胁间膨胀满……"说明气血受阻，肝脾积块，而致腹水出现。《沈氏尊生》内载：鼓胀由于怒气伤肝，渐蚀其脾，脾气极虚，故阴阳不交，清浊相混，遂道不通，故其腹胀大。

肝硬化病变，其证为标实本虚，明代李中梓《医宗必读·水肿胀满》篇中指出："先胀于内而后肿于外者为实，先肿于外而后胀于里为虚；小便黄赤，大便秘结为实，小便清长，大便溏泄为虚；滑数有力为实，弦缓微细为虚。"从腹胀与浮肿出现的先后，二便的性质，脉象等方面来辨虚实。清代·姜天叙《风劳鼓膈四大证》则根据水鼓本身的表现来进行辨证："实者腹中常痛，外坚内痛，按之不陷，法当疏利；虚者时胀时减，气虚流滞，按之则濡，法当温药和之。"清代叶天士认为：凡病皆本于阴阳，通表利小便，乃宜经气利腑气，是阳病治法。暖水脏，温脾胃，补后方以驱水，是阴病治法。治肺以轻宣开上，治脾必佐温通，若阴阳表里，连脏真水漓，阴阳不运，所必作胀，治以通阳，乃可奏绩。至清代陈士铎则将本病分类求因论治，他在《辨证录·鼓胀门》中指出：治疗水鼓，先逐水，后补脾调理；治疗气鼓必须健脾行气，治疗血鼓宜先破血消瘀。一剂则血去而病自安，随即补气。可以看出他治疗水鼓的方法非常符合"辨清虚实，急攻其标实，缓补其本虚"。注重培护正气的治疗原则，这对鼓胀病的诊治大法，提供了宝贵经验。

现代医学认为，肝硬化是一种影响全身多个器官的慢性疾病，不少病例是由于传染性肝炎的失治或迁延，发展为门脉性肝硬化、坏死性肝硬化或胆汁性肝硬化，其病理特点为肝细胞变性、坏死与再生，纤维组织增生，肝正常结构紊乱，结果使肝脏变形变硬，故名"肝硬化"。肝硬化腹水的形成，则认为除门静脉高压和血浆白蛋白降低等因素外，腹水尚与肾功能减退，水和电解质代谢紊乱，激素的影响等因素有关。

肝硬化并发腹水，腹水乃标症是由气郁血瘀，络脉瘀阻，而致肝肾功能衰退的一个现象，急则治其标，就是为减轻以至消除对各脏器的亏累，所以历来医家研讨消除腹水的经验颇多，根据叶天士"凡病皆本于阴阳"之说，腹水出现，当辨析其阴水阳水。治水为了祛邪，祛邪为了扶正，二者是对立统一的。

病案一：

刘 XX，男，46 岁，2011 年 7 月 10 日来诊，患者自述出现腹水二月，追问病史，患有"乙肝病"已二十余年，经常服药巩固治疗。近 2 月出现腹部胀大，上腹部胀满，饮食减少，尿量减少，精神不佳等症状，在某县级医院就诊，给予保肝，降酶等西医治疗两月，腹水消退及症状好转不明显，故来我院要求中医治疗。患者形体壮实，面色尚红润，观舌赤，苔白。左侧颈部可见蜘蛛痣，腹围 104 公分，蛙状腹，可见明显静脉曲张，下肢凹陷性水肿，肝脾因腹水过多无法触及，脉濡滑无力，经检查：肝功有损害，GPT：268.00u/L、TP：48.5g/L、ALB：28g/L、GLB：48g/L、A/G：1.3，属阳水实证，治宜疏肝和胃，消胀行水为主。

处方：

内服方：茵陈 20 克，生白术 30 克，茯苓 20 克，泽泻 10 克，厚朴 15 克，枳壳 10 克，郁金 10 克，草河车 10 克，虎杖 10 克，车前子 30 克，甘草 10 克，大腹皮 10 克。水煎每日一剂，分两次服用。

外敷方：甘遂 10 克，葱白三节，共为细末，以食醋调为泥，外敷神阙穴，

24小时换药一次。

内外用药各四剂后，尿量明显增多，24小时尿量达4000ml余，腹围日渐缩小，第五天停用外敷药，继续内服中药，连服20剂，腹水消失，查肝功，GPT：61.00u/L，TP：62g/L，ALB：42g/L，GLB：36g/L，可见肝功能损害明显好转，低蛋白血症得以纠正，为了调理善后，改服调理肝脾，活血软坚药，一年随访，未见复发。

病案二：

张XX，男，53岁，2012年4月6日初诊，患者于2008年经某医院确诊为："肝硬化腹水"，近三月腹部胀大，食欲不振，形体消瘦，精力疲惫，语言低微，大便溏薄，小便清长，脉弦涩，舌苔白腐中赤剥。由于腹水大量，长服西药利尿剂，收效甚微，要求改中医治疗而来诊，肝功能检查：GPT：368.00u/L，TP：45.2g/L、ALB：26g/L、GLB：48g/L、A/G：1.2。B超检查示：大量腹水，肝脾肿大。体格检查：巩膜皮肤轻度黄染，面容憔悴晦暗，下肢有凹陷性水肿，腹部叩诊有移动性浊音。证属阴盛阳虚，健脾益气，温阳利水，佐以软肝散结。

处方：

内服方：生白术100克，生黄芪30克，党参30克，茯苓30克，车前子30克，莪术10克，枳壳20克，丹参15克，制鳖甲10克，白芍15克，大腹皮10克，郁金10克，柴胡10克，甘草10g。水煎服，一日一剂，分两次服用。

外敷方：甘遂6克，附子10克，肉桂10克，共研为细末，以适量食醋调成糊状，外敷脐部。

内外用药五天后，腹水减其大半，由于腹胀减轻，病人有进食欲望，第六天停外敷药物，继续内服中药，经过20天的治疗，腹水消除，精神好转，饮食增加，为调理善后，上药共为细末，以蜜为丸，一日三次，为巩固疗效连服五月，一年后随访未见复发。

体　会

消除腹水防止或延迟腹水的出现，是治疗肝硬化失代偿期的一个较重要环节，同时也是普遍认为评价疗效的指征。肝硬化腹水治疗关键是不再产生新的腹水，在早期可用逐水之剂，待腹水减其大半后可及时把治疗重点放在培土制水上来，腹水消退后突出的表现为本虚，治宜重在健脾利水，以党参，黄芪，白术，茯苓为主；辅以养血柔肝解郁，药用柴胡，白芍之辈；肝脾肿大者兼活血化瘀软坚，药用丹参、莪术、鳖甲；肝功能异常者加虎杖，草河车等清热解毒之品。在肝硬化的外治方面，笔者认为：为尽快消除腹水，减少病人的痛苦一定要结合外治法，观察到神阙穴敷药，起效慢，但药力持久，弃药后四日仍然有效，因此一定要掌握好时间，以免敷药时间过长，尿量排除过猛损伤正气。关幼波认为本虚以虚证为多，虚实夹杂，即有痰血瘀阻，腹水等邪实的一面，又有气血大亏，脾虚失运等正虚的一面，正虚为本，邪实为标，治疗不能单以治疗腹水为目的，而应以扶正为主，在中焦上下功夫，邪正兼顾，方可凑效。化瘀亦应先补气养血，温阳健脾，脾气健运，则痰湿难聚，欲活血则以平和之品行血即可，这叫做见水不治水，见血不治血，气旺中州运，无形胜有形。总之，治疗本病，应着眼于人之整体，时时顾及正气，以扶正调理，固其根本。

资生丸治疗慢性萎缩性胃炎 110 例疗效观察

潘星宇　王小宁

甘肃省临洮县人民医院

关键词：资生丸，慢性萎缩性胃炎，中医疗法。

资生丸出自缪仲淳《先醒斋医学广笔记》，笔者通过近 20 余年之临床观察，认为对慢性萎缩性胃炎脾虚夹湿型确有很好的疗效，现就用资生丸治疗慢性萎缩性胃炎 110 例报告如下：

临床资料

1 一般资料

110 例均为我院 2000 年 1 月—2004 年 1 月所观察的病例，年龄 30~40 岁 43 例；41~50 岁 46 例；51~60 岁 12 例；61 岁以上者 9 例；病程 0.5~5 年者 31 例；6~10 年者 55 例；11~15 年者 17 例；16 年以上者 7 例。幽门螺旋杆菌 (HP) 阳性者 61 例。症状：自觉胃脘饱胀，胀满或胀痛不适，食后加重，伴有食少纳呆、疲乏、嗳气，大便溏或排便不爽，舌淡苔白腻或微黄。

2 诊断标准

诊断标准根据 1982 年 10 月重庆慢性胃炎诊治座谈会制定的《慢性胃炎的分类、纤维胃镜诊断及萎缩性胃炎的病理诊断标准》[1]，以病理活检为主，并结合胃镜所见作为诊断依据。全部病例均通过胃镜检查及 HP 测定确诊。

2.1 病理诊断标准 ①固有腺体萎缩，减少 1/3 以内者为轻度，减少 1/3~2/3 以上者为重度。②黏膜肌层增厚。③肠上皮化生或假幽门腺化生（可有可无）。④固有膜炎症（可轻可重）。⑤淋巴滤泡形成（可有可无）。

2.2 胃黏膜炎症分级标准 轻度：炎性细胞浸润位于胃小凹底部以上。中度：炎性细胞浸润深达腺体固有膜。重度：炎性细胞浸润深达粘膜肌层。

3 治疗方法

资生丸：人参 10 克，白术 10 克，茯苓 20 克，陈皮 10 克，山楂 15 克，山药 10 克，黄连 9 克，薏米 30 克，芡实 30 克，炒扁豆 20 克，白蔻仁 10 克，藿香 10 克，莲子 10 克，泽泻 10 克，桔梗 15 克，炒麦芽 30 克，甘草 6 克，HP 阳性者加白花蛇舌草 30 克，公英 20 克，连翘 15 克，舌苔黄腻者去白蔻仁。水煎饭前服，日 2 次，3 个月为一疗程。

4 治疗结果

参照文献 [1] 标准，110 例经 1 个疗程治疗，显效 67 例：临床症状、体征消失或基本消失，胃镜复查黏膜活动性炎症基本消失，慢性炎症好转，腺体萎缩、肠化生和异型增生消失或减轻 2 个级别以上；有效 31 例：临床症状、体征明显减轻，胃镜复查胃黏膜病变范围小一半以上，病理检查急、慢性炎症减轻，腺体萎缩、肠化生以及异型增生减轻 1 个级别；无效 10 例：临床症状，体征较治疗前无变化。恶化 2 例：临床症状加重，胃镜复查黏膜病变加重，腺体萎缩、肠化生、异型增生上升 1 个级别以上。总显效率为 60.91%，总有效率为 89.09%。各分型之间结果见表 1。

表 1 各型疗效比较

分组	n	显效	有效	无效	恶化	总有效率(%)
轻型	56	41(73.21)	12(21.43)	3(5.36)	0	94.64
中型	44	22(50.00)	16(36.36)	5(11.36)	1(2.27)	86.37
重型	10	4(40.00)	3(30.00)	2(20.00)	1(10.00)	70.00
合计	110	67(60.91)	31(28.18)	10(9.09)	2(1.82)	89.09

慢性萎缩性胃炎，属中医"胃痞"范畴，祖国医学认为本病的发生多由饮食不当、情志不遂、素体脾胃虚弱而引起，如《素问·痹论》云："饮食自倍，肠胃乃伤"。暴饮暴食，饥饱无常，或恣食生冷，寒积胃脘，损伤脾胃之气，气机升降失常，或过食辛辣肥甘，过饮烈酒，损伤脾胃或气郁日久，克伤脾土，脾气虚弱，中焦升降失司，而发为本病。现代医学认为：本病病因学尚未完全阐明，一般认为与周围环境的有害因素及易感体质有关，其实质是胃粘膜上皮遭受反复损害后，由于粘膜特异性增生，粘膜发生改建，固有胃体腺萎缩，甚至消失。诊断主要有赖于胃镜的直视下胃粘膜活检。胃镜下所见：粘膜失去正常的桔红色，可呈淡红色、灰色，重度萎缩呈灰白色，皱壁变细、平坦、粘膜下血管透见如树枝或网状。病理改变：腺体萎缩、数目减少、粘膜肌常见增厚，幽门腺化生和肠腺化生。

多年的临床观察，分型以脾虚不运为多，次有湿热滞中、胃阴不足、肝胃不和、脾胃虚寒等。资生丸主治脾胃气虚，温热蕴结 [2]，重在调理脾胃兼清湿热，全方以四君补脾益胃，合山药、莲子、芡实助之；脾喜善运，故投陈皮、白蔻仁、藿香以舒之；茯苓、泽泻、薏仁以渗之；山楂、神曲、麦芽、消导之；桔梗升清，黄连降浊。在用量上重用薏仁和芡实，认为薏仁是陆上之补药，芡实乃水中之补药，一个补脾阳，一个补脾阴，方能推动脾之运化。配伍上妙在大队健脾益气药中，佐以蔻仁温燥运化，黄连苦（寒）燥清化，泽泻（合苓、薏）渗湿给邪出路，全方共凑有健、有消、有温、有升、有降，不愧为治本病之妙方。现代药学研究证明，人参、白术、茯苓、莲子等通过调节胃泌素的分泌功能，调节胃酸的分泌、调节胃蛋白酶的活力水平，对提高细胞免疫功能有显著能力。还具有抗应激、抗溃疡等作用。

[参考文献]

[1] 中国中西医结合研究会消化系统疾病专业委员会：《慢性胃炎中西医结合诊断、辨证和疗效标准(试行方案)》，《中医结合杂志》1990 年 10 卷，第 5 期，第 318–319 页。

(《中医药临床杂志》2006 年 2 月第 18 卷第 1 期第 68 页)

寿胎丸加味治疗习惯性流产 62 例疗效观察

潘星宇

甘肃省临洮县人民医院

习惯性流产属于中医学"滑胎"范畴之内，指凡堕胎、小产连续发生 3 次以上者，妇女妊娠 12 周内，胚胎自然殒堕者，称为"堕胎"。妊娠 12~28 周内，胎儿已成形而自然殒堕者，称其为"小产"。现将笔者近年来治愈 62 例总结如下，供同道参考。

1. 临床资料

本组 62 例女性，年龄最大者 28 岁，最小者 23 岁，怀孕流产次数 6 次者 4 例，5 次者 14 例，4 次者 28 例，3 次者 16 例。怀孕 7~9 周流产者 2 例、孕 10~12 周流产者 27 例，孕 13~15 周流产者 18 例，孕 16~18 周流产者 10 例，孕 19~22 周流产者 5 例。临床辨证均为肾气不足兼脾胃虚弱。上述病例均按滑胎的中医诊断标准，依据中华人民共和国中医约行业标准来制定[1]，男子检查均正常，染色体检查：排除遗传因素所致，B 超探查子宫无畸形。

2. 治疗方法

寿胎丸出自张锡纯《医学衷中参西录》一书，其药物由：川断 10 克，桑寄生 10 克，菟丝子 15 克，阿胶 10 克（炖化）组成。食少纳呆，疲乏者加党参 15 克，白术 20 克，山药 10 克，砂仁 10 克，黄芪 20 克。腰膝酸困者加杜仲 15 克，山芋肉 10 克，因习惯性流产病人，在怀孕后大多具有周期性出现阴道流血，小腹坠胀疼痛，因此在服药时间上应调整在周期前开始服药为宜。月份大者，可根据实际滑胎周期调整服药时间，在保住胎位后，可逐月养胎调治，即：在原方的基础上，妊娠一、二月加柴胡清胆郁热；三月加远志、玉竹补养心气；四月加香附疏利三焦气机；五、六月加砂仁、麦芽，健脾和胃；七月重用黄芪益气补肺；八月加郁李仁滋阴润肠[2]。赵玉海在报道中亦指出保胎用药应注意初孕不忘肝；三月不忘心，五月不忘脾，七月不忘肺[3]。

3. 疗效标准

按中华人民共和国中医药行业标准，滑胎的疗效评定[4]，62 例患者 60 例足月正常分娩，2 例由于外伤和跌仆闪伤而致流产，治愈率为 96.77%。

4. 典型病例：

孙××，女，28 岁，2002 年 2 月 17 日初诊，患者自述 23 岁结婚，婚后第一月便怀孕，夫妻俩考虑暂不要孩子，在怀孕第 6 周行刮宫术，在一年以后怀孕每到 48 天左右便阴道流血，小腹坠痛，四年时间连续出现了 5 次流产，每次怀孕后，在家休息，服西药维生素 E、黄体酮等均无效，今日来诊，自述第 6 次怀孕，要求服中药保胎，现停经 40 天，经化验怀孕已确诊，述腰膝酸软，头晕耳鸣，面色㿠白，食欲减退，口淡无味，舌淡苔薄白，脉沉细。中医辨证为肾气不足，兼有脾胃虚弱，方药按前述所用连服 20 剂，到第三月，按逐月养胎每月服六剂，39 周足月顺产一男婴，病人甚为高兴。

5. 讨论：

笔者认为流产原因有三：一为肾亏；二为脏腑失调气血不和；三为母体素来虚弱，孕后不慎跌仆闪挫或劳累过度所致。屡孕屡堕，必致肾气更亏，肾虚系胎无力，《景岳全书·妇人规》云："妇人肾以系胎，而腰为肾之府，故胎孕之妇，最虑腰痛，痛甚则堕，不可不防。"脾胃为气血生化之源，胎儿在母体内赖，血以供养，气以载之，故王节斋云："养胎全在脾胃，譬犹钟悬于梁，梁软则钟下坠，折则堕矣。"肾气旺，脾胃健，则胎可固亦，因此补肾健脾安胎之法贯穿治疗的始终。

[参考文献]

[1] 王永炎，王耀廷：《今日中医妇科·流产》，人民卫生出版社，2000 年，第 244 页。

[2] 张相泽：治疗滑胎 103 例，《四川中医》，1985 年，第 5 期第 14 页。

[3] 赵玉海：泰山磐石散加减治疗先兆和习惯性流产 104 例总结，《云南中医杂志》，1985 年，第 6 期第 34 页。

[4] 王永炎，王耀廷：《今日中医妇科·流产》，人民卫生出版社，2000 年，第 256 页。

(《光明中医》2004 年 4 月第 19 卷第 4 期第 61 页)

乳癖汤治疗乳腺增生病 108 例

潘星宇　　王小宁

甘肃省临洮县人民医院

关键词　乳腺增生，中医药疗法，乳癖汤。

我们采用自拟乳癖汤治疗乳腺增生 108 例，取得较好的疗效，现总结报道如下：

1　临床资料

本文观察的 108 例均系我院门诊患者，其中已婚 84 例，未婚 24 例；年龄 20~30 岁者 38 例；31~40 岁者 56 例；41~50 岁 14 例；病程 0.5 年以内者 26例；0.5~1 年者 52 例；2 年以上者 30 例；单侧乳房发病者 43 例；双侧者 65 例；肿块所在象限以外上象限为多，其形态片块型 62 例；结节型 38 例，混合型 8例。

2　诊断标准

（1）乳房单侧或双侧有大小不等的肿块，且多数伴有乳房疼痛等证，3 个月不能自行缓解。（2）钼钯乳房 X 线摄片或红外线检查，即可确诊。（3）排除生理性乳房疼痛，如经前乳房胀病，青春期乳房痛及仅有乳痛而无肿块的乳痛症。

3　治疗方法

本组病例在治疗观察期间，均停服其它药品，单纯服自拟乳癖汤治疗。其药物组成由：柴胡 15 克，郁金 15 克，陈皮 10 克，王不留行 10 克，穿山甲 10 克，橘核 10 克，橘叶 10 克，贝母 15 克，山茨菇 12 克，丹参 15 克，莪术 10 克，牡蛎 15 克，瓜蒌 30 克，川棟子 10 克，香附 10 克，甘草 6 克，水煎日服二次，20 天为一个疗程，若 1 疗程未愈继续第 2 疗程。

4　治疗结果

4.1　疗效标准：痊愈：乳房肿块及伴随症状完全消失，钼钯 X 摄片或红外线检查恢复正常，停药后 3 个月不复发。显效：肿块较治疗前直径缩小 1/2 以上，疼痛减轻者。有效：肿块直径缩小不到 1/2，疼痛稍减轻者。无效：肿块与疼痛无改善者。

4.2 治疗结果：本组 108 例，治愈 32 例；显效 45 例；有效 23 例；无效 8 例；总有效率 92.58%。

5 讨论：

乳房为肝经所布之处，若情志不遂忧郁不解，久郁伤肝，可导致肝气郁结，气机瘀滞，蕴结于乳房胃络，乳络经脉阻塞不通，不通则痛，而引起乳房疼痛。方中紫胡、香附、川楝子、郁金、陈皮等疏肝理气；气滞痰凝，血瘀可形成乳房肿块，方用瓜蒌、贝母、莪术、牡蛎、丹参、祛瘀行气、蠲化痰浊、软坚散结，王不留行、穿山甲、山茨菇、橘核等散结止痛。全方共奏疏肝理气、活血化瘀，软坚散结、化痰止痛之功。

(《光明中医》2004 年 6 月第 19 卷第 3 期第 55 页)

补阳还五汤临证新用 3 则

潘星宇　王小宁

关键词：补阳还五汤，临证应用，中医疗法。

补阳还五汤为清代名医王清任所创，本方治疗半身不遂和瘫痪诸证，至今仍为医者常用。本方意在补气，气旺血行，活血而不伤正，共奏补气、活血、通络之功。笔者将该方应用于临床，范围进一步拓展，对下列疾病确有疗效，现介绍如下：

一、面神经麻痹

刘某，男 34 岁。患者早晨起床，突然感觉口眼歪斜，口角流涎，语言不利，在某医院针灸理疗半月余，上述症状稍有减轻，患者要求改服中药治疗前来就诊，症见口眼向左歪斜，右侧鼻唇沟变浅，口角少量流涎，伴有手足麻木、疲乏。查头颅 CT 未见异常，BP：126/80mnHg，中医辨证为气虚血瘀，治宜补气活血，祛风通络，方用补阳还五汤加味：黄芪 90 克，当归 10 克，川芎 10 克，桃红 10 克，红花 10 克，赤芍 10 克，地龙 10 克，全蝎 5 克，蜈蚣 2 条 僵蚕 10 克，白附子 6 克，荆芥 10 克，防风 10 克，甘草 10 克。一日一剂，水煎分二次服，效不更方连服 20 余天痊愈。

按： 面神经麻痹，属中风病中经络之症，多由正气不足，经络空虚，风邪入侵所致。正因气血亏虚，日久络脉失养，其运行气血，输布功能失常，复感外邪而致口眼歪斜，日久不愈；或因感邪日久，耗伤气血，气血不足，血行无力，易于瘀滞于络脉，复加重气血运行不畅，导致络脉空虚瘀滞，而使症状迁延不愈。因此，在治疗上重在益气活血，佐以祛风通络。

二、糖尿病周围神经病变（DNP）

患者黎某，男，60 岁，患糖尿病已 12 年，近半年来出现下肢远端麻木疼痛，有时呈针刺样疼痛，尤以夜间为重，手足发凉，面色㿠白，神疲倦怠，舌淡苔白，脉沉细无力。查空腹血糖 11.5mm1/L，因服降糖西药较多，要求改服中药治疗。中医辨证为：气虚血瘀，脉络阻滞，脉络失养。治宜益气活血通络，方用补阳还五汤加味：黄芪 120 克，当归 10 克，川芎 10 克，桃仁 10 克，红花 10 克，赤芍 10 克，地龙 10 克，鸡血藤 15 克，海风藤 10 克，桂枝 10 克，丹参 15 克，牛膝 15 克，甘草 6 克，水煎服，一日两次，连服 15 剂。服药一月后，疼痛基本消失，手足麻木明显减轻，空腹血糖控制在正常范围之内，再服 2 月，随访一年未见复发。

按： DNP 在古箱医书中无确切病名，但根据发病及四肢麻木，疼痛的典型表现将其归于中医"络病"范畴内 [1]，认为本病初乃气阴两伤，病久乃络脉瘀阻消渴日久，久病入络，络脉阻滞，气虚无力推动血液运行，血行瘀滞，发为本病。因此治疗应在辨证的前提下，补气活血并重，补气益气以推动脏腑功能，补气生血，血充足则濡养经脉。活血化瘀具有去瘀生新之功，使脉络得以通畅。诸药配伍，共奏益气活血，化瘀通络化瘀之功效。

三、慢性肾炎

刘某，男，36 岁。患慢性肾炎已四年，近一周遇感冒劳累后复发，眼部及双下肢浮肿，腰部酸困，尿量减少，神疲纳呆，舌质暗，舌体胖，苔白，脉沉弦。查尿蛋白(+++)，辨证为脾肾阳虚，气虚血瘀，治宜温阳化水，益气化瘀，方用补阳五汤加味。

黄芪 100 克，红花 6 克，赤芍 10 克，桃仁 10 克，川芎 10 克，地龙 10 克，白术 15 克，茯苓 15 克，桂枝 10 克，泽泻 10 克，丹参 10 克，甘草 6 克。

服 15 剂后服，眼睑下肢浮肿大减，精神好转，饮食增加，腰困腰痛仍在原方加杜仲 15 克连续服 20 剂，诸症消失，查尿蛋白（–），随访一年未复发。

按：慢性肾炎祖国医学认为，发病机理多于肺、脾、肾三脏功能失调有关。她《景岳全书·肿胀》篇说："凡水肿等证，乃肺脾肾相干之病……今肺虚则气不化精而水，脾虚则土不制水而反克，肾虚则水无所主而妄行。"患者每遇感冒，劳累后发病，说明气虚卫外不固，气虚则血滞，气弱则血不行，病久入络必有瘀血内停。因此治疗上以益气化瘀，通络为主，我省各老中医刘宝厚教授提倡，"湿热不除，蛋白难消；瘀血不祛，肾气难复"。主张在益气、补肾、健脾清化湿热后各个阶段均配合活血化瘀，以增加肾血流量，促进纤溶，最大限度地减轻肾脏的病理损害。同时大剂量黄芪具有促进机体免疫反应，提高细胞免疫和体液免疫的功能，能够修复肾小球基底膜，从而减少尿蛋白[2]。

[参考文献]

[1] 吴以岭：《络病学》，中国科学技术出版社，2004 年，第 665 页。

[2] 董德长：北芪注射液治疗慢性肾炎对蛋白尿、肾功能及免疫功能的影响，《中西医结合杂志》，1987 年，第 7 期第 403~406 页。

（《实用中医内科杂志》2008 年第 1 期第 59 页）

祛风止痛汤治疗原发性三叉神经痛 36 例疗效观察

潘星宇　王小宁

甘肃省临洮县人民医院

摘要：　目的：观察祛风止痛汤治疗原发性三叉神经痛的疗效。方法：口服祛风止痛汤，每日一剂，连服 30 日为一个疗程并观察效果。结果：痊愈 13 例（36.11%），显效 15 例（41.66%），有效 6 例（16.66%），无效 2 例（5.55%），总有效率 94.43%。结论：祛风止痛汤治疗原发性三叉神经痛疗效满意。

关键词：　祛风止痛汤/原发性三叉神经痛，中医疗法。

笔者于 2001 年 1 月~2006 年 1 月运用自拟祛风止痛汤治疗原发性三叉神经痛 36 例，疗效满意，现报道如下：

1　资料与方法

1.1　临床资料：入选病人均为我院门诊病人，36 例中男 15 例、女 21 例、年龄31~62 岁、平均 51.2 岁，病程 0.5~6 年，平均 3 年。36 例原发性三叉神经痛患者均经过病史询问，症状体征及 X 线、CT、MBI 检查确诊，排除继发性三叉神经痛。

1.2　治疗方法：祛风止痛汤系由川芎 30 克，天麻 10 克，钩丁 10 克，荆芥 10 克，防风 10 克，白芷 10 克，全蝎 5 克，蜈蚣 3 条，僵蚕 10 克，白芍 10 克等 16 味中药组成，水煎，每日一剂，分 2 次服，连续服 30 剂为一个疗程。

2　疗效观察

2.1　疗效标准 [1]：临床痊愈：疼痛停止，面部感觉功能正常，随访 3 个月以上无复发。显效：疼痛停止后，3 个月内复发，但发作频次较前减少>50%。有效：疼痛发作频次较前减少 25%~50%。无效：疼痛发作频次较前减少<25%。

2.2　治疗结果：经一个疗程治疗后，痊愈 13 例（36.11%）；显效 15 例（41.66%）；有效 6 例（16.66%）；无效 2 例（5.55%）。总有效率达 94.43%。

3　讨　论

原发性三叉神经痛是口腔科常见的一种神经源性疾病，是发生于颜面三叉神经分布区的一种顽固的剧烈的反复发作性疼痛。痛似刀割，撕裂和电击样，严重影响患者的正常生活，甚至产生"自杀感" [2]。但因病因病机不明，治疗非常棘手且复发率较高，西药治疗毒副作用大，因此我们采用祛风止痛汤治疗，收效满意。

三叉神经痛属于中医"头痛"范畴，本病多由头面三阳经筋受邪，其病因病机较为复杂。中医学认为，病因多由风、火、寒、痰、瘀、虚，其中风邪多见，合并有血瘀、痰凝等。风为百病之长，头为至高之处，风性上浮，故发为头痛；风邪升发易犯头面，致血脉壅闭，气机受阻，致头面瘀阻，脉络不通，不通则痛；风邪善行数变，痰邪忽聚忽散，故痛无定处，来去突然，反复发作。治宜祛风、通络、止病为主。方中重用川芎，笔者认为川芎辛温走窜，气味芳香，性善通调，能"上行头目，祛风止痛，下行血海，活血行气;"旁通经脉，驱风除湿。张锡纯称其："温窜相并，其力上升、下降、外达，内透无所不至"，他同时是血中之气药，是为"治风先活血，血行风自灭"。擅长止痛，治头痛用量宜大，少于 20 克疗效不显，用至 30 克或以上者，疗效十分理想，故为方中君药；全蝎、蜈蚣、僵蚕熄风解痉止痛，可入络搜邪，为方中臣药；天麻、钩丁熄风止痉、清利头目，荆芥、防风、白芷止痛颇佳，共为佐药；胆南星祛风痰、通经络，白芍养血活血善止血虚头病，共为使药。全方相合共奏祛风解痉、通络止痛之效。

[参考文献]

[1] 中华人民共和国卫生部：中药新药治疗三叉神经痛的临床研究指导原则，《中药新药临床研究指导原则（第二辑）》，1995年，第219~225页。

[2] 吴以岭：《络病学基础与临床研究（2）》，中国科学技术出版社，2006年，第455~457页。

（《光明中医》2007年9月第22卷第9期第78页）

唐容川咯血治则述要

潘星宇[1]　王小宁[1]　康伟宏[2]

1 甘肃省临洮县人民医院

2 甘肃省临洮县中医院

关键词　咳血，中医疗法，治疗原则，五宜五不宜。

清代唐容川《血证论》提出，大凡血症之治，止血、消瘀、宁血、补血四法。咳血之论，有责于肺，有责于心，有责于肾，众说不一。而论治则，概而言之：出血静而不宜动；生血宜温而不宜寒。故将咳血治则具体归纳为"五宜、五不宜"。

1　祛邪宜肃降，不宜宣散

咳血常由外邪引动宿痰而发，风热、风寒化热，燥邪均可损伤肺络而咳血，此为肺失肃降之证，如表邪外束，身发寒热，咳嗽带血者，泻白散加、荆、防、柴、葛；热邪伏内者，泻白散加干葛、石膏；燥热伤肺者，宜清燥救肺汤主之。《血证论·咳血》："外感内寒，变化咳血，此证最多。……予则用小柴胡汤加紫苏、荆芥、当归、白芍、丹皮、杏仁，于气分血分两兼治之，最得和解表里之法……凡血家兼有表证，以此方为主，极为妥当……内受温暑湿毒者，亦能攻发而为咳血……治宜专清其里，忌发其表……里清则表自和，咳血自止，人参泻肺汤主之。津血同源，外感咳血，过用辛温发散之品，不但血不止，更可伤其津液，正如《伤寒论·太阳病症》而言："亡血家，不可发汗"，因此治疗中切忌发散，此论也是医家之大忌。

2 止血宜清凉，不宜温燥

血不循经，咳血鲜红，多见于热伤阳络，外感热邪，阴虚内热，五志化火，总不离热，阳络伤则血外溢。临床气实者多，气虚者少。清凉即清热、凉血，使热去而血宁，但大苦大寒之品，只可酌选，如胃火重者石膏、肝火重者龙胆草、肺火重者黄芩炭、心头重者黄连、肾火重者知、柏，切莫堆砌，以防寒甚则凝，应宜清热凉血、热退则血自安，血自循经行于脉中，方宜犀角地黄汤加味，在治疗热盛伤络出血的过程中，不宜使用甘温药（补气、温阳药）。补气则气有余便是火；温阳者助火则血热妄行，有火上添油之势，故宜清凉，不宜温燥。

3 治痰宜化痰，不宜敛痰

咳血、嗽血、咯血，难免血随痰而出，痰热交互，除痰止咳，也即治血之法，化痰者以贝母、竹沥、天竺黄、枇杷叶等，使稠痰变稀而易于咯出，化痰者顺病势而为，切忌粟壳、冬花、百部、紫菀等镇咳敛痰，敛痰则湿痰凝固不去，痰热更不易除，有伏痰留患之势，故宜化痰，不宜敛痰。

4 消瘀宜和营，不宜攻伐

血刚止后，其经脉中已动之血，有不能复还，按理则应消瘀。旧血不去，新血不生，凡有所瘀，必壅塞气道，阻滞气机，久则变为血瘀，消瘀之药宜选和营止血、养血止血。正如唐容川所述："可补血而去瘀，瘀又安能尽去哉。"和营止血，养血止血，可达瘀消而不伤正，赤芍、丹皮、当归、乳没药、三七之类均可选用；三棱、莪术、水蛭、虻虫等攻伐太过，耗气之血太甚切切慎之。若问《金匮》虚劳立大黄䗪虫丸何解？此瘀留日久，肌肤甲错已成干血痨瘵，大剂祛瘀反为养血补阴之功，与咳血和营者不可混淆。

5 固本宜兼顾，不宜独取

固本即补虚，病邪去，出血止，瘀血消、血已宁，当补虚若见阴血已去，气随血去，补虚便投补气养血，或谓阴血同源，补虚便投养阴，独取一点。补虚之法，应重视肺、脾、肾之脏，补肝肾，填肾精，补脾胃，健中州，补肺气，润肺金，辨证立法，不可偏一。唐容川说："补脾者十之三四；补肾者十之五六；补阳者十之二三；补阴者十之八九。"确为经验之谈。咳血、咯血，本为肺络所伤，补肺立法，也应强调不可忽视。

"五宜五不宜"为咳血治疗之经验之谈，临床辨证，变化无穷、不可拘泥，应灵活运用。

（《中医药临床杂志》2006 年 10 月第 18 卷第 5 期 436 页）

丹鹿通督片配合推拿手法治疗腰椎间盘突出症 82 例

潘星宇

甘肃省临洮县人民医院

摘要：目的 观察丹鹿通督片治疗腰椎间盘突出症的临床疗效。方法 将 82 例腰椎间盘突出症采用口服丹鹿通督片，配合董氏手法治疗。结果 治愈率 69.51%、显效率 17.07%、有效率 8.53%、无效率 4.87%。结论 丹鹿通督片配合推拿手法治疗腰椎间盘突出确有疗效。

关键词：腰椎间盘突出症；中医药疗法；丹鹿通督片；临床观察

腰椎间盘突出症是常见的腰腿疾病，主要因为腰椎间盘突出退行性改变后，遇到外伤劳损或在风寒腹压增大等因素作用下，使纤维环破裂髓核突出，压迫神经根或脊髓而引起腰痛、下肢放射痛麻木等症状。此病常见于青壮年，发病部位多位于 L4~L5 椎间盘，因严重影响患者的生活质量，并且复发率高，治疗上也较为棘手。近年来我们采用口服丹鹿通督片，配合推拿手法收到满意疗效。现总结如下。

1 资料与方法

1.1 一般情况 82 例均系我院门诊病例，经 CT 或 MRI 确诊的腰椎间盘突出症，其中男性 54 例、女性 28 例。年龄 18~64 岁，平均年龄 43.8 岁。病例 1 个月至 5 年，平均病程 2.5 年。首次发病 32 例，多次发病 50 例。经 CT 或 MBI 检查：L3~L4 椎间盘突出症者 10 例、L4~L5 椎间盘突出症者 54 例、L5~S1 椎间盘突出症者 18 例。

1.2　诊断标准　参照国家中医药管理局 1994 年颁布的《中医病症诊断标准》[1] 拟定：①腰痛伴坐骨神经痛，直腿抬高试验（+）。②椎旁压痛常伴坐骨神经放射痛。③坐骨神经支配的肌力反射和知觉改变。④椎管内压力或张力增高试验，可激发腰腿痛的再现。⑤腰部活动范围选择性受阻，病人采取保护性和选择性体位。

1.3　纳入标准　①符合腰椎间盘突出症诊断标准，且经 CT 或 MBI 检查确诊。②年龄 18~65 岁患者，能坚持服药和推拿治疗者。

1.4　排除标准　①年龄<18 岁或>65 岁者。②不符合腰椎间盘突出诊断标准者。③腰椎间盘突出症推拿治疗禁忌症者（结核、腰椎滑脱等）。④不能按规定治疗，无法判断疗效者。

2　治疗方法

2.1　药物治疗　选用口服丹鹿通督片（河南羚锐制药股份有限公司生产）一次 4 片，一日 3 次。一月为一个疗程，连服两个疗程。

2.2　推拿治疗　用董氏手法治疗腰椎间盘突出症（中医适宜技术推广项目，黑龙江中医药大学董清平教授）

2.2.1　松脊手法：

（1）棘旁点穴：患者卧位，术者立于病人患侧，两手拇指相对，按顺序由下至上点按骶 1 至腰 2 患侧棘突旁，每穴持续 3 秒钟，反复操作 3 次。

（2）牵引下棘旁点穴：病人俯卧位，由两助手分别把持其腋部，踝部，由轻渐重对抗牵引，持续 1 分钟，反复 2 次。

（3）小斜搬手法：患者侧卧位，患肢在上，呈屈膝屈髋放松状态，健侧下肢伸直，术者一肘部推顶患者肩前部向后上方；另一肘部推按臀部髂骨翼处向前下方，两肘互相配合，同时使腰部旋转 15°±3°，放置支点偏下腰段。

2.2.2　旋盆手法：

（1）臀中肌点穴：患者仍侧卧，患侧在上.术者用两手拇指叠加垂直点按臀中肌压痛点，持续 1 分钟。

（2）牵引下旋盆手法：病人俯卧位，两助手对抗牵引，术者两手把持患者髂骨两翼左右交替旋搬骨盆，15 秒内完成。

2.2.3　调髋手法：

髋内收内旋手法，髋外展外旋手法，双侧屈髋屈膝手法.

（1）髋内收内旋手法：病人仰卧位.术者立于患者该侧，一手使其屈髋位，并尽力推膝部向内，呈髋收内旋位，另一手稳定同侧肩部（不离床面）；两手同时用力，持续 6 秒左右，然后逐渐将下肢伸直。

（2）髋外展外旋手法：病人仰卧位.术者立于患者该侧，将其踝部置于对侧大腿上；一手按压膝部向下，另一手按压对侧髂前上棘使骨盆稳定；两手同时用力，持续 6 秒钟左右，然后逐渐将下肢伸直。

（3）双侧屈髋屈膝手法：术者两手把持双小腿，使双下肢屈髋屈膝，双膝贴近胸壁至最大限度，持续数秒左右，然后逐渐将双下肢伸直.调髋手法反复进行3次。

一日一次，10 天为一疗程，连续治疗两个疗程，以上两组方法均治两个疗程后判断疗效。

3 疗效标准及结果

3.1 疗效标准 遵照胡氏腰椎间盘突出症非手术治疗疗效评定标准[2]制定。治愈：症状完全消失，直腿抬高试验可达85°左右，能恢复正常工作；显效：症状部分消失，直腿抬高试验可达 70°，基本恢复正常工作；有效：症状部分消失，直腿抬高试验较治疗前显著改善，部分恢复工作；无效：症状体征无明显改善，不能胜任工作。

3.2 治疗结果 共治疗 82 例，其中治愈 57 例、占69.51%；显效 14 例、占17.07%；有效 7 例、占 8.53%；无效 4 例、占 4.87%；总有效率95.11%。

4 典型病例

刘某、男、42 岁、农民，反复发作腰部及左下肢疼痛 4 年余，加重一周来诊。诊见腰部及左下肢疼痛较剧，活动受限，不能站立及行走，左下肢麻木，腰骶部有明显压痛，屈颈试验阳性，直腿抬高试验 15°，CT 检查：L4~L5 及L5~S1 椎间盘突出。治疗口服丹鹿通督片配合董氏推拿手法治疗两个疗程，症状完全消失。

5 讨论

腰椎间盘突出症属于中医"腰痛"和"痹证"范畴。本病所在部位属于中医十四经脉之督脉经。中医认为："肾主督脉"。又云："奇经之脉，隶于肝肾"。督脉为奇经八脉之一，故本病部位虽属督脉，然督脉为肾所司，其根本责之于肾。因本病为退行性改变，和肾虚相关。诸药配合具活血通督，补肾益气，活络定痛之功效。手法按摩通过椎体间的回旋，矫正椎间小关节紊乱，增大椎间隙，解除肌肉痉挛，矫正侧弯，松解粘连，使椎间盘所受有害之力消减，促使髓核还纳，使神经根压迫根除，达到椎间盘突出症的好转。

[参考文献]

［1］国家中医药管理局：《中医病症诊断疗效标准》，南京大学出版社，1994 年，第 202 页。

［2］胡有谷：《腰椎间盘突出症》，人民卫生出版社，1995 年，第 2 页。

（《中国现代药物应用》2011 年 3 月第 5 卷第 6 期第 116 页）

重用白术临床治验两则

潘星宇　王小宁

关键词：重用白术，治验。

1　改善肝硬化低蛋白血症

肝硬化为祖国医学"水鼓"病范畴，也是一种常见病多发性疑难病症，临床以腹满胀大，皮色苍黄，甚则腹皮脉络暴露，四肢肿或微肿为特种。本病多由饮食不节，情志所伤，劳欲过度，以及黄疸积聚失治，使肝、脾、肾功能失调，气滞血瘀，水饮停积于腹内形成。化验检查，一般肝功能异常，A/G 倒置、白蛋白降低、球蛋白升高，体征有肝病面容，可见多个蜘蛛痣、色黯、肝脏质地偏硬、脾大。

在治疗上重用白术应选病程时间较长、脾虚症明显者，其病机初期属实证，至晚期多属虚证。如近贤杨志一所倡"治水莫离太阴、补土即所以利水"。临床水鼓病多见瘀水互结之征，如不健脾益气，而一味单纯寄希望于活血化瘀药物，实难收效。气为血帅，血为气母，气旺血生，气帅血行，故化瘀亦应先补气，养血健脾渗湿，这即所谓"见水不治水，见血不治血，气旺中州运，无形胜有形。"即以无形之气，而胜有形之水、血。可见健脾益气在水鼓病治疗中的重要性。关幼波先生认为："本病以虚证为多，正虚为本，邪实为标"。治疗不能单以利腹水为目的，而应以扶正为主，在中焦下功夫。在用药方面，生白术用量在 60~90 克之间配党参 10 克，黄芪 30 克，茯苓 20 克，丹参 10 克，当归 15

克，山药 10 克，腹皮 10 克，车前子 20 克，仙鹤草 30 克，甘草6 克，连服 2 个月。

典型病例：

患者，李某某，男，45 岁，素有饮酒史，患慢性乙肝已 5 年余，近四月来腹满胀大，双下肢轻微浮肿，两肋胀痛，食欲不佳，面色黯来诊；查肝功表面抗原阳性，脾脏肿大，B 超提示："肝硬化腹水"，实验室检查：ALB：32.0g/L、GIB：27.0g/L，TP：67g/L；A/G：0.9。中药配合口服安体舒通，治疗一月，腹水明显减少，下肢浮肿已消退，饮食有增，连服 3 个月后复查 ALB：38.0g/L已恢复正常。

白术味甘、苦、性温能补脾益气，燥湿利水。适用于脾虚气弱之水肿证。据现代药理研究白术对肝细胞中毒，具有解毒和保护作用，并能促进肝蛋白量的增加，增加吞噬细胞系统吞噬功能。以白术配党参，车前子治疗肝硬化腹水，能促进腹水消退纠正蛋白倒置，促使肝功能恢复正常。白术用量要大轻症可用 30 克以上，重症可用至 60 克以上以生用为主。药理研究表明其具有促进蛋白合成，纠正白蛋白比例，降低麝浊，促进电解质调节，特别是纳的排泄，具有显著而持久的利尿作用。同时能抗血凝，保护肝脏细胞，补中寓通，为治疗肝硬化腹水的要药。

2 气血型便秘

便秘在古典医籍中已有"实秘"、"虚秘"、"气秘"、"冷秘"、"热秘"之分。但"气虚便秘"，临床也较常见，其症状有大便秘结，不甚或并不干燥，但排便困难，临厕努挣乏力，挣则汗出，便后疲倦，四肢乏力，脉虚无力为主要症状。明赵献可《医贯·大便不通》述："如热秘，而又兼气虚者……"其症状是：大便不干，排便时努挣费力、乏力、纳少面色无华等。

临床治疗中用生白术 90 克，枳壳 30 克，麻仁 15 克，白蜜 10 克，陈皮 10 克，党参 10 克。文火慢煎 1 小时，取汁顿服。在此方中白术有较好的通便作用，大剂量用之（可用至 60~90 克）尤以治疗气虚便秘，有良好的通便作用，能使干燥、坚硬的大便变软易出，且无致泻之虞。据现代药理研究证实，白术有促进肠胃分泌的作用，可使肠胃分泌旺盛，蠕动增快，大便可通畅。

典型病例：

胡某某，女，36 岁，自述患便秘已 8 年有余，初服果导片和麻仁丸有效，至近一年便秘的同时有时便虽不干燥，但排便不畅困难，临厕时努则乏力，挣则汗出，排便时间延长，便后疲乏，自服其他通便药无效后来诊，来诊时患者精神不振，四肢乏力，语声低，舌淡苔薄白，切脉虚无力，便投上方5剂，二次复诊时病人自述服完3剂后排便通畅，便燥已润，精神好转。连服15剂之诸症愈，为巩固疗效，上方共为细末，以蜜为丸，日服二次，8月后随访未复发。

（《光明中医》2005年2月第20卷第1期第44页）

剖析中药不良反应的原因及对策

师红英　潘星宇
甘肃省临洮县人民医院

【摘要】中药不良反应日益增加，中药应用的安全性必须引起我们的高度重视，归纳中药不良反应的原因，主要类型提出预防和加强监测防治工作，确保临床用药的安全性。

【关键词】中药，不良反应，原因，对策。

中药不良反应分析中药在我国医药发展史上一直被广泛应用，尤其是临床工作中，中西医结合治疗往往起到事半功倍的效果，但是较长时间以来，许多人都片面地认为中药源自天然，药性平和无副作用。中药的不良反应问题往往被忽视，然而近年来关于中药不良反应的文献报道屡见不鲜，引起了人们对中药安全性的担忧，严重影响着中医药的可持续发展。现对中药不良反应现状进行分析，旨在引起对中药不良反应的重视和客观评价，促进中药事业的健康发展。

1. 不良反应的类型

中药不良反应常见类型为副作用和毒性反应。

副作用是在治疗剂量内伴随药疗效而发生的一些与治疗目的意外又害作用。主要表现为轻微头晕、嗜睡、口干、乏力、食欲减退、胃肠道不适等症状。

毒性反应是指药物引起的生理生化功能异常和病理改变，甚至危及生命。临床上可造成肝脏损害、肾脏损害、引起变态反应过敏性休克和溶血反应等。

表现在心血管系统为心悸、胸闷、心律失常等；在神经系统为眩晕、头痛、惊厥、抽搐、呼吸抑制等；在消化系统为肠胃不适、恶心、呕吐、腹泻、吐血、便血等；泌尿系统为肾功能衰竭等；其他系统亦可发生药物不良反应。

2. 原因中药引起不良反应的：

2.1 药物因素：中药品种复杂，种类繁多，同名异物造成中药滥用混用而中毒。如"木通"有"川木通"和"关木通"之分，前者主产于四川、贵州和湖南等地，毒副作用很小；后者含有马兜铃酸，可损伤肾小管及间质，长服有可能造成肾功能衰竭；又如广防己误以粉防己使用，过量亦易产生肾损害。

2.2 剂量和疗程：人体普遍存在一种误区，认为中药无作用，中药用量多一点并无大碍。有些医生随便加大方药的用量、剂量，让病人超量服用；有的患者自行加量服药改变疗程。如番泻叶小剂量可引起缓下作用，大剂量则俊下[1]。血栓再造丸长期使用会使体内药物蓄积过多而中毒。牛黄解毒丸长期服用，致成瘾性[2]。如肉桂过量发生血尿；巴豆常用量可通便去积，过量使用则水泻不止，有生命危险。朱砂安神丸可以降血压、安神，但服用过久可造成慢性汞蓄积中毒。

2.3 个体差异：个体差异人体对药物的反应常因个体差异而不同。如种族、性别、年龄、体重、遗传、生理状况等不同，对中药的敏感性、耐受性不同。如婴幼儿的肝功能、胃功能、中枢神经系统等发育尚未完善，因此对药物的处理功能不如成年人，容易产生不良反应。老年人肾功能下降，胃血流量减少，影响体内药物的排泄；而肝药酶治性降低，使血中药物浓度增高或消除延缓。导致不良反应率增高。对于7孕期妇女，慎用中药，以防引起对胎儿的致畸或流产等不测。有些中药成分通过乳汁进入婴儿体内，所以要注意乳母用药。

2.4 人为因素：假如药不对症，用药就适得其反。盲目用药，对其药性不详，或迷信遍方、秘方，或有些药材未经炮制，或炮制不当等，都会造成药物的不良反应。如川乌、草乌中的双酯类生物碱其致死量为 3~4mg。人口服 0.2mg即可中毒。经炮制后双酯酶类生物碱水解成毒性较小的苯甲酰乌头胺，并进一步水解成乌头胺，其毒性反为双酯类生物碱的 1/2000。因此，含乌头类的方剂需先煎、久煎，以降低共毒性。服用对胃有刺激的药物，如远志、桔梗均应在饭后服用，否则极易出现胃肠反应；辛热、大寒地药早服药温度上应有讲究，前者宜冷服，后者宜热服。服药时的饮食禁忌也是不容忽视的一个方面，如不加注意会出现不良反应,如荆芥忌鱼鳖,薄荷忌蟹肉等。

2.5 中医药相互作用:近年来,中西药配伍在一起制成的中成药使用,中西药联用现象已较为普遍,而中西药间不良反应相互反应作用也愈加严重,若配伍不当,则可降低药效,甚至产生不良反应。例如中药朱砂、中成药朱砂安神丸等均有镇静作用。西药溴化钠、溴化钾、三溴合剂也有镇静作用,若同时服用,朱砂中的硫化汞与溴化物反应,产生刺激性的溴化汞,可导致药源性肠炎,出现腰痛、腹泻、赤痢样大便等。一些含有机酸的中药如山楂、乌梅、生脉散、五味子、保和丸等药物不宜与磺胺类西药合用,因这些药物可酸化尿液,使磺胺类药的溶解度降低,致使尿中有结晶析出,引起泌尿损伤或出血 [3];含钾的中药如夏枯草、白茅根与安体舒通、氨苯喋啶合用,易产生高血钾;大黄及其制剂不宜与复方甘草合剂同服。因大黄中的质与甘草酸反应生成沉淀,影响疗效 [4]。据报道清开灵注射液与丁胺卡那霉素及维生素 B6 配伍产生沉淀,用后局部组织发炎引起过敏,严重对心、肝、肾造成损害 [5]。因此中西药联合使用,一定要充分了解合用中西药的化学成分及其理化性质,做到合理组方,优势互补,才能达到安全有效地治疗目的。

2.6 辨证不准、配伍不当:辨证施治是中医药的灵魂,药证相符,才能起到治疗作用,药证不服,轻则与病无益,重则可以出现不良反应。如用黄连、黄芩、黄柏和大黄组成的复方来治疗实热型细菌感染,符合"热者寒之"这一治疗原则。但同为细菌感染,若为虚寒证,还用此方治疗,不仅疗效不佳,还会出现中毒症状。辨证施治是中医理论的精髓,若医者对患者病因、病机不清,对中药性能不清,不能对症用药或选药组方不合理,忽视用药禁忌,不了解"十八反、十九畏","相须、相使、相畏、相杀、相反"等亦可出现中药不良反应。如用"相制"的配伍方法降低毒副作用,四逆汤方剂中用甘草、干姜和附子配伍,就制约了附子的毒性。半夏与生姜配伍,不但能加强半夏温中止呕的作用,还可降低半夏的毒副作用。对某些相恶、相反的药物要避免同时使用,否则会降低药效或毒副作用。如黎芦与人参同时使用,黎芦的毒性就会超过它本身毒性的好几倍,极易引起中毒。

2.7 来源差异、产地不同:同一地区所产的药物,也会因生长年限采集季节不同而影响药材中活性物质的含量。如乌头含乌头碱有毒成分,对人体毒性很强,其含量多少是衡量乌头毒性大小的主要依据,常因产地不同而含量差别很大。四川南川产的乌头毒性是北京西郊的 2 倍，甘肃的 3.2 倍 [6]。所以在用药时，因其有效成分含量不同应有所增减，以防药物不达或用量过大而造成不良反应发生。

3. 中药不良反应的类型

3.1 过敏性反应：这是中药常见的一种反应，最快出现在用药后 20s，最慢 3 周 [7]，以过敏反应出现最快。而过敏反应的发生与个体差异有关，不同个体由于遗传基因、体内代谢免疫系统的差异对药物的反应也不同。

3.2 过敏性休克：过敏性休克是过敏反应中队集体危害最大的 [8]，一般 3~4min 内出现。如文献报道穿琥宁导致过敏性休克 [9]，严重者出现呼吸停止，抢救无效死亡 [10]。

3.3 肝损害：用药后引起肝损害，转氨酶升高。有文献报道 [11]，中药治肝损害76 例分析，引起肝损害的主要中成药有壮骨关节丸、感冒通、雷公藤、消银片等。

3.4 肾损害：主要表现对肾脏损害，有报道感冒通、雷公藤、斑蝥引起肾损害。1981~1999 年内期刊收集以感冒通所致不良反应 752 例，主要表现为血尿，且儿童占多数 [12]。

4. 减少中药不良反应的对策

4.1 加强质量管理：加强保证药品质量的各个环节，都应严格地科学治理。药品的来源、炮制加工、调配制剂应有具体的规程，同时要有中药材种植与中药材制剂的安全质量标准，建立中药材种植 GAP 基地，全面提高中药材的品质，在生产过程中必须按照 GMP 的要求，进行严格的质量控制，以确保中药及其制剂的质量。特别对中药注射剂，要加强中药注射剂有效成分和提取工艺的研究，尽可能去粗取精。

4.2 坚持辨证：中药在中医理论指导下用于防病和治病，组方应注意用量和配伍禁忌，特别是婴幼儿、老年人、孕妇以及原有脏器功能不良的患者，更应坚持应人而已，个体化原则，防止因药物蓄积造成对人体的伤害，尤其是有毒中药或含有毒性成分的中成药不宜久服，杜绝不良反应的发生。

4.3 加强中药毒理的研究：目前我国对中药毒性的认识是有限的。尤其是有些现代中药制剂制备方法不同于传统方法，毒性大小也必然不同。如青蒿素历代文献均无妊娠禁忌的记载，但研究中发现青蒿素对多种动物均能引起严重的生殖毒性。因此，我们不能拘泥于历史文献记载，而应对常用中药进行系统的科学研究，加强毒理学基础的研究，为安全使用提供安全依据。

4.4　建立健全中药不良反应监测制度：中药不良反应的原因是复杂多样的，只有建立完善的不良反应检测体系和逐级申报、管理和分析系统，加强对中药不良反应的监测和监护，才能有效解决这个问题。利用各种预防、诊断和分析手段，充分调动医务人员和患者对中药不良反应的识别和防卫能力。做到事前防卫、事后分析，并在此基础上做决策分析，使中药的不良反应降低到最低限度。

参考文献：

1. 李钟：几种常用补益中药的不良反应，《湖南中医药导报》，1997 年第 3 卷第 1 期，第 47~48 页。

2. 刘金祥：牛黄解毒片成瘾一例，《中国医院药学杂志》，1991 年第 11 卷第 11 期，第 516 页。

3. 贾宏育：中西医联合应用禁忌问题，《大庆药学论文汇编》，1992 年。

4. 林桂玉：中药大黄与西药的相互作用，《中国医院药学杂志》，1992 年第 12 卷第 7 期，第 303 页。

5. 高志瑞、韩冬：中药制剂注射剂的不良反应，《中国新医药》，2003 年第 2 卷第 7 期，第 62~64 页。

6. 吕维红：中药不良反应原因分析，《疑难病杂志》，2006 年第 5 卷第 4 期，第 316 页。

7. 欧明、王宁生：《中药及其制剂不良反应大典》，辽宁科学技术出版社，2002 年，第 259~260 页。

8. 张丽莉、肖福平：注射用穿琥宁侦缉引起过敏反应 2 例，《中国医院药学杂志》，2000 年第 20 卷第 1 期，第 63 页。

9. 孙慧英：穿琥宁注射液致过敏性休克 1 例，《世界临床药物》，2003 年第 24 卷第 2 期，第 111~112 页。

10. 张晓辉、郗增新、廖靖龙：清开灵注射液过敏致死亡 2 例，《中国医院药学杂志》，2001 年第 21 卷第 5 期，第 319 页。

11. 郭丽珠：中成药致肝损害 76 例临床分析，《中国中医药信息杂志》，2001 年第 8 卷第 6 期，第 88 页。

12. 冯克玉：中药不良反应概述，《中国工业医学杂志》，2003 年第 16 卷第 5 期，第 315~319 页。

中药之人部 (本草之人部)

《逊园医案》记录："上年曾见一人，贫无立锥，又乏期功之亲，寄人庑下，一日患病，不知缘起，久之如醉如痴，未曾用药。人疑其癫，闭之室中，任其生死。越三日，疾大瘳，呼启门。人初疑之，继审精神语言，与平常无异，出之。怪其不治而愈，病者亦不能言其所以。主人觉室中原有小溲一大桶，今干竭无余，地面亦无一毫湿痕，惟旁一破碗，溲臭不可闻，知其必因渴饮尽也。……"由此思之，人尿者，药品也。然运用时还需分清其成分之异同，此外，人之躯体，还能产生哪些中药呢？

一、人尿： 健康人的新鲜尿，去头尾，用中间尿，一般以 10 岁以下儿童的小便为佳，名为" 童便"。又名轮回酒、还元汤。味咸，性寒，无毒。滋阴降火、止血消瘀。【明】李时珍《本草纲目.第五十二卷·人部一》记载：尿味咸、性寒、无毒，可治"血闷热狂"、"淤血在内运绝"。

二、童子尿： 一般指 10 岁以下儿童，还没有性发育之前产生的尿液，大多用 3 岁以下儿童的尿液；亦有说法，童子尿，中医称"童便"，是指满月之前的男孩清晨的第一泡尿，童男者尤良。一般是作为药引之用，或直接用来治病。功用同人尿。又名"回笼汤"。其味咸，气寒，沉也，阴也。咸走血，故善清诸血妄行，止呕血、咳血、衄血，血闷热狂，退阴火，定喘促，降痰滞，解烦热，利大小两便，疗阳暑中 声喑，扑损瘀血晕绝，难产胎衣不下，及蛇犬诸虫毒伤。若假热便溏，胃虚作呕者，俱不可妄用。

现代药理研究：从尿中提取的尿激酶，具有溶解心、肺、眼底及颅内血栓的作用，对治疗静脉血栓性疾病有显著疗效。同时，也是治疗冠心病的一种良药。

三、人中白： 为凝结在尿桶或尿缸中的灰白色无晶形之薄片或块片，洗净干燥而成。现代中药炮制要求，将人中白置清水中漂洗 4~7 天，经常换水，取出，刮去杂质，日晒夜露 15 天，每日上下翻动一次，以无臭为度，晒干。亦有记载将人中白置于风露下三年者，方可使用。主要成分是磷酸钙、尿酸钙，还有其他一些钙盐的沉淀。清热降火、止血化瘀。主肺痿劳热、吐血、衄血、喉痹、牙疳、口舌生疮、诸湿溃烂、烫火伤。其味咸也，性微凉也。能降火清痰，消瘀血，止吐血衄血，退劳热，清肺痈肺痿，心膈烦热。烧研为末，大治诸湿溃烂，下疳恶疮，口齿疳蚀，虫 肿痛，汤火诸疮，及诸窍出血，生肌长肉，善解热毒。或生用为末亦可。

四、秋石：指从童男童女尿液中萃取提炼的固体成分。现代中药中的秋石为人中白和食盐的加工品，古代亦有用人尿、秋露水和石膏等加工制成。性味：咸；寒；无毒。滋阴降火、止血消瘀。

秋石的运用：内服多用于口腔及喉头慢性诸炎症；外用治疗口腔咽喉疮疡。

五、现代亦有对妊娠尿的研究：即怀孕 2~3 个月的健康妇女，充分洗涤外阴，再以 0.1%新洁尔灭溶液消毒局部，按无菌操作取中段尿液，培养 24 小时无细菌生长即可，贮于冰箱中备用。用来治疗银屑病，且妊娠第 2 个月左右的尿液效果最强，可能与此时尿中绒毛膜促性腺激素的含量较高之故吧。另外，绒毛膜促性腺激素是从孕妇尿中提取的，临床上用于治疗子宫出血、继发性闭经、不育等疾病。

六、紫河车：（二九八）一名混沌衣。味甘咸，性温。能补男妇一切精血虚损，尤治癫痫失志，精神短少，怔忡惊悸，肌肉羸瘦等证，此旧说也。但此物古人用少，而始于陈氏《本草》，自后丹溪复称其功，遂为时用。予于初年，亦惑于以人补人之说，尝制用之，及用之再三，则无所奇效。且制用之法，若生捣之，则补不宜生，若炖熟烘熟，则亦犹肉 之类耳。又尝见有以酒煮而食之者，后必破腹泄泻，总亦因其性滑也。近复有以纯酒煮膏，去 收贮，而日服其膏者，较前诸法似为更善。

然其既离毛里，已绝生气，既无奇效，又胡忍食之，以残厥子之先天。东方朔曰：铜山西崩，洛钟东应。此母子自然之理，不可不信，故并述此以劝人少用可也。

七、血余：（二九九）味微苦，性温气盛，升也，阴中阳也。在古药性不过谓其治咳嗽，消瘀血，止五淋、赤白痢疾，疗大小便不通，及小儿惊痫，治哽噎、痈疽疔肿，烧灰吹鼻，可止衄血等证。然究其性味之理，则自阴而生，自下而长，血盛则发盛，最得阴阳之生气。以火炮制，其色甚黑，大能壮肾，其气甚雄，大能补肺。此其阴中有阳，静中有动，在阴可以培形体，壮筋骨，托痈痘；在阳可以益神志，辟寒邪，温气海，是诚精气中最要之药，较之河车、鹿角胶阴凝重着之辈，相去远矣。凡补药中，自人参、熟地之外，首当以此为亚。